「ストーマ装具選択基準」で導く

ストーマ装具選択の実際

大村 裕子【編著】
東京オストミーセンター代表

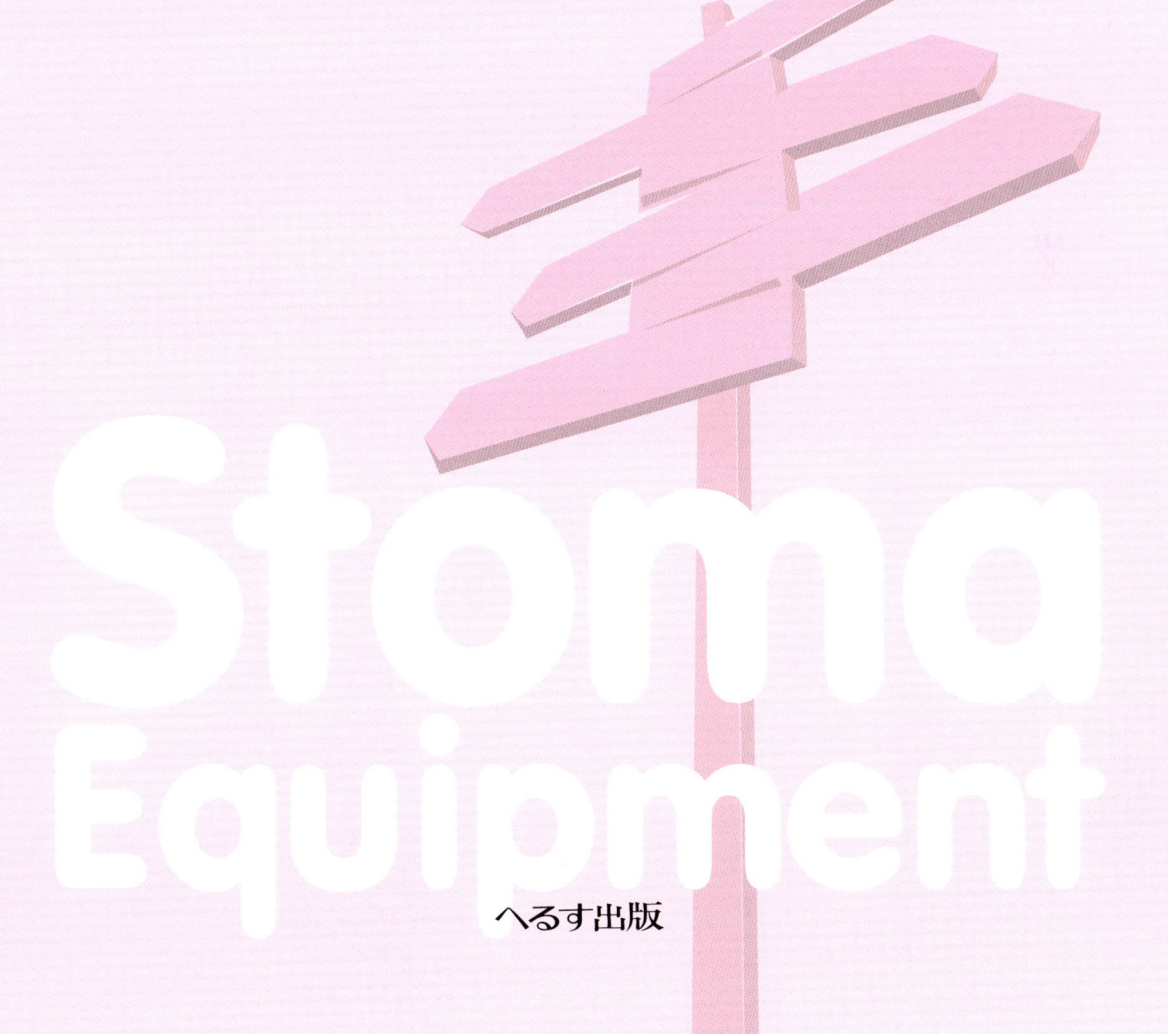

Stoma Equipment

へるす出版

「ストーマ装具選択基準」で導く ストーマ装具選択の実際

執筆者一覧 (執筆順)

大村　裕子	東京オストミーセンター代表
山田　陽子	産業医科大学病院看護部
熊谷　英子	東北大学病院 WOC センター看護部
尾崎麻依子	帝京大学医学部附属病院看護部
花田　正子	東京女子医科大学病院看護部
水島　史乃	藤枝市立総合病院看護部
齋藤　由香	JA 長野厚生連小諸厚生総合病院看護部
仲澤　幸恵	地方独立行政法人長野県立病院機構長野県立木曽病院看護部
髙橋　真紀	東北大学病院看護部
森永　美乃	藤枝市立総合病院看護部
山仲　紀代	癌研有明病院看護部
渡辺　歩美	NHO まつもと医療センター中信松本病院看護部
若林あずさ	社会医療法人財団慈泉会相澤病院看護部
松浦　信子	癌研有明病院看護部
松本　美和	独立行政法人国立病院機構長野病院看護部
江川安紀子	東京慈恵会医科大学附属第三病院看護部
小林　和世	若葉オストミーセンター代表
中島　文香	JA 長野厚生連佐久総合病院看護部
真船　綾子	JA 福島厚生連白河厚生総合病院看護部
上條みどり	地方独立行政法人長野県立病院機構長野県立こども病院看護部
山崎　紀江	地方独立行政法人長野県立病院機構長野県立こども病院看護部

「ストーマ装具選択基準」で導く ストーマ装具選択の実際

はじめに

　ストーマ保有者の一人ひとりに合ったストーマ装具を選択することが，患者の日常生活を送るうえでいかに大切なことかは，異論の余地がない。私たちストーマケアにかかわる医療者の装具選択の良否が，ストーマ保有者のADLだけでなくQOLにも影響を及ぼすほど，重要な意味を持っている。

　しかし，適正なストーマ装具の選択は誰しもが簡単に行えるものではない。多くの臨床経験から蓄積された知識をもとに，それらから直感的な判断をしつつ，さまざまな条件を考慮して装具を選択しているのが現状である。

　2005年，適切なストーマ装具が選択できる基準を明らかにするために「ストーマ装具選択委員会」を立ち上げ，2008年，「ストーマ装具選択基準」を作成した。それらの経緯などについては本書に掲載しているのでお読みいただきたい。

　本書の特徴は，「皮膚・排泄ケア認定看護師」が実際に経験した症例を，ストーマリハビリテーションの経過に沿って「ストーマ装具選択」にポイントを絞り，'どのような装具を''どのような考え方で'選択したかを，数多くの鮮明なカラー写真とわかりやすい記述でまとめたところである。

　また，「ストーマ・フィジカルアセスメント」によるストーマアセスメントの具体例を示したうえで，「粘着性ストーマ装具の分類」ならびに「ストーマ装具選択基準」に沿って装具選択をすすめた。また，ストーマ用品メーカー各社の該当する装具を候補としてあげ，その中から，筆者が最終的に選択したストーマ装具を示し，さらにその根拠を明記してもらった。ストーマ装具は商品名で示し，また，すべてをカラー写真で掲載した。

　以上，それぞれの症例の特徴を踏まえたうえで最終的な装具選択に至るまでの過程をまとめた構成は，医療者の経験に頼らずに客観性のある装具選択を可能にし，さらに根拠を考える装具選択の必要性を示すことができるのではないかと考えている。

2011年3月
　大村　裕子（東京オストミーセンター代表）

目　次

「ストーマ装具選択基準」で導く **ストーマ装具選択の実際**

- **I** ストーマ装具選択基準作成までの経緯と基準活用の考え方
  <大村裕子> ── 2
- **II** ストーマ・フィジカルアセスメントツール　<山田陽子> ── 10
- **III** ストーマ装具選択に必要な装具分類　<熊谷英子> ── 20

- **1** ストーマ周囲陥凹により頻回な便漏れを繰り返していたケース
  <尾崎麻依子> ── 30
- **2** ストーマに連結する深い皺がストーマに覆いかぶさるケース
  <花田正子> ── 38
- **3** 回腸双孔式ストーマ造設後の多量な排泄物による皮膚障害を発生したケース　<水島史乃> ── 44
- **4** ストーマに連結する皺のある回腸導管のケース　<齋藤由香> ── 52
- **5** スキントラブルや合併症がなくスムーズに社会復帰できたケース
  <仲澤幸恵> ── 58
- **6** 陥凹ストーマで腹壁が柔らかい患者のストーマ装具の再アセスメント　<高橋真紀> ── 66
- **7** ストーマ早期合併症と正中創離解後の腹壁陥凹が管理困難を引き起こしたケース　<森永美乃> ── 77
- **8** 超肥満によりストーマ排泄口の高さが大きく変化し，装具選択に難渋したケース　<山仲紀代> ── 83
- **9** 便の漏れや皮膚障害が見られ，再アセスメントの後，新たに装具選択を行ったケース　<渡辺歩美> ── 92
- **10** 退院後の体重増加に伴う腹部状態の変化により装具変更が必要となったケース　<若林あずさ> ── 98

11	進行がんの化学療法中にストーマ傍ヘルニアと腸脱出が発生したケース　＜松浦信子＞	107
12	急激な体重減少により腹壁の変化をきたしたオストメイトのケース　＜松本美和＞	119
13	骨突起の近くに造設された非突出型の巨大ストーマのケース　＜江川安紀子＞	127
14	造設後40年近く経過したストーマに，新たに装具選択を行ったケース　＜小林和世＞	135
15	ストーマ傍ヘルニア，体重減少により腹壁が変化した患者のケース　＜中島文香＞	145
16	陥凹・狭窄のため排泄物が装具から漏れ，頻回な装具交換を余儀なくされていたケース　＜真船綾子＞	153
17	成長発達を考慮した装具選択をすすめた小児小腸ダブルストーマのケース　＜上條みどり＞	161
18	腹壁の状態が変化しやすいイレオストミーを保有した活動性の高い小児のケース　＜山崎紀江＞	172

■症例分類表■

	年齢	性別	特記事項	Step 1　仰臥位 ストーマの形状	ストーマサイズ（縦径）	ストーマの高さ	腹壁の皺
1	70歳代	女性	①ストーマの高さがない	正円	19mm	2mm	有
2	70歳代	女性	①脂肪層が厚い	非正円	33mm	8mm	無
3	70歳代	女性	①排泄口の高さがスキンレベル	正円に近い	25mm	口側 15mm 肛門側 0mm	有
4	70歳代	女性	①体位変換時の深い皺で装具の密着性が悪くなる	正円	26mm	8mm	無
5	70歳代	男性	①標準的ストーマ，②体位によるストーマ状況の変化	正円	27mm	14mm	無
6	60歳代	女性	①皮膚の陥凹，②深い皺	正円	25mm	18mm	無
7	60歳代	男性	①排泄口の高さがスキンレベル	ほぼ正円	18mm	0mm（粘膜 10mm）	山型
8	60歳代	女性	①超肥満，②ストーマの高さ大きく変化，③脂肪層が厚く柔らかい	正円	30mm	20mm（仰；7mm）	無
9	90歳代	女性	①便漏れ，②皮膚障害	正円	25mm	10mm	無
10	50歳代	男性	①巨大ストーマ，②退院後の体重増加	入院中：非正円 変更時：非正円	40mm 35mm	25mm 18mm	無 無
11	40歳代	男性	①巨大ストーマ，②腹壁の膨隆が重度で，硬い	術後1週：非正円 術後9カ月：正円	38mm 45mm	20mm 53mm	無 有
12	70歳代	男性	①著明なるいそう，②体位により皺。密着性悪い。	正円	20mm	17mm	有
13	80歳代	女性	①巨大ストーマ，②ストーマの高さがない	非正円	38mm	4mm	有
14	80歳代	男性	①肋骨弓に近接する，②前屈位で多数の深い皺	非正円	基部；30mm, 最大 40mm	20mm	有
15	60歳代	女性	①仰臥位と坐位時でストーマサイズ変化，②坐位で深い皺	非正円	仰；25mm, 坐；30mm	仰；0mm, 坐；8mm	有
16	70歳代	男性	①陥凹，狭窄のため漏れ頻繁，②頻回な装具選択	非正円	12mm	0mm	6時に瘢痕
17	1歳	女児	①小腸ダブルストーマ，②腹壁が狭い	空腸：非正円 回腸：非正円	12mm 13mm	非突出；6mm 突出；10mm	
18	9歳	男児	①腹壁の硬度の変化，陥凹，皺，②体位・ストーマ脱出でサイズが変化	非正円	17mm	18mm	12～6時に手術痕

＊本分類表は，提示症例中の「ポイント」「ストーマ・フィジカルアセスメント表」を基に作成しました。臨床における「ストーマ装具選択」のめやすとしてご活用ください。ただし，「付記」「コメント」のある項目もあります。詳細はそれぞれの症例をお読みください。

＊本書に掲載の症例写真は，すべて患者さんの了解を得ています。

Step 2 坐位 腹壁の硬度	Step 3 前屈位 ストーマサイズ（横径）	平坦度	連結しない皺	連結する皺	Step 4 ストーマの種類	排泄物の性状
硬い, 柔らかい	18 mm	陥凹型	無	有	S状結腸単孔式	有形〜軟便
柔らかい	35 mm	山型	無	有	S状結腸単孔式	水様〜泥状便
やや硬い	22 mm	平坦型	無	無	回腸双孔式	水様便
普通	27 mm	陥凹型	無	有	回腸導管	淡黄色尿
硬い	30 mm	平坦型	有	無	S状結腸ストーマ	普通便（有形便）
柔らかい	35 mm	陥凹型	有	有	S状結腸ストーマ	有形便
普通	24 mm	陥凹型	無	有	S状結腸単孔式	泥状便
柔らかい	32 mm（前屈；34 mm）	すり鉢状	無	無	S状結腸単孔式	軟便
普通	25 mm	山型	有	無	下行結腸単孔式	有形軟便
普通	37 mm	平坦型	無	無	S状結腸双孔式	軟便
普通	30 mm	山型	無	無	S状結腸双孔式	軟便
普通	48 mm	平坦型	無	無	S状結腸単孔式	有形便
硬い	45 mm	山型			S状結腸単孔式	下利便傾向
硬い	22 mm	陥凹型	有	有	回腸導管	淡黄色尿
硬い	62 mm（→80 mm）	山型	有	有	横行結腸双孔式	泥状便〜軟便
柔らかい	基部；26 mm, 最大 33 mm	陥凹型	有	有	小腸双孔式	水様下痢
普通	仰；35 mm, 坐；35 mm	山型	無	有	回腸双孔式	水様便〜泥状便
普通, 硬い	10 mm	山型, 陥凹型		有	横行結腸係蹄式	軟便
普通	不測（仰臥位 17）	平坦型	不測；無	不測；無	空腸双孔式	水様
普通	不測（仰臥位 16）	山型	不測；有	不測；無	回腸双孔式	水様（粘液）
硬い	27 mm	陥凹型	無	有	回腸単孔式	水様便

「ストーマ装具選択基準」で導く
ストーマ装具選択の実際

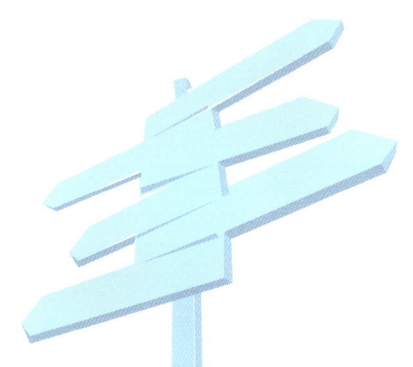

Ⅰ　ストーマ装具選択基準作成までの経緯と基準活用の考え方
Ⅱ　ストーマ・フィジカルアセスメントツール
Ⅲ　ストーマ装具選択に必要な装具分類

Ⅰ ストーマ装具選択基準作成までの経緯と基準活用の考え方

はじめに

　適正なストーマ装具を用いて管理することは，ストーマ保有者が日常生活を送るために必要最低限の条件である。ストーマリハビリテーションでは，この選択の良否がADLだけでなくQOLにも影響を及ぼすほど，重要な意味を持っている。しかし，医療者にとって適正なストーマ装具の選択は誰しもが簡単に行えるものではなく，私たちは臨床経験や直感的な判断に基づいてストーマが持つ多様な条件を評価して，装具を選択しているのが現状である。

　この理由は，①これまで個々の患者のストーマ装具装着条件を評価するツールがなかったこと，②把握しきれないほど多種類の装具が存在すること，③ストーマ条件に合わせた詳細な装具の適応が示されてこなかったこと，などがあげられる。ストーマ保有者一人ひとりに多種類の装具の中から，しかも，どの医療者が選択しても適正な装具が選択されるために，ストーマ装具選択の標準を示すことはストーマリハビリテーションの急務である。

　このような理由から自然排便法・排尿法によるストーマ管理を行うオストメイトに対し，適切な装具選択ができる基準を明らかにするために2005〜2008年までET/皮膚排泄ケア認定看護師14名，医師1名，医学専門図書館学司書1名，統計処理担当者1名よりなるストーマ装具選択検討委員会を立ち上げ，ストーマ装具選択基準を作成した。この委員会の主な研究成果は①先行研究におけるエビデンスの検証，②ストーマ・フィジカルアセスメントツールの作成，③装具選択に必要な装具分類，④装具選択基準の作成などがあげられるが，本稿では，ストーマ装具選択基準の作成までの経緯，基準活用の考え方について述べる。

ストーマ装具選択基準の作成までの経緯

　委員会発足当初は，通常のガイドラインの策定方法に則って，ストーマ装具の選択基準を作ることを目的に文献検索を行った。その結果，エビデンスに基づくストーマ装具選択基準に関する先行研究はほとんどなかった。そのため，ストーマケアのエキスパートである当委員会委員が行うケアについてストーマ局所状況のデータを収集し，当該データとストーマ装具選択項目との関連性を解析して基準を作成することになった。

　まず，委員が行っているストーマケア状況を解析して装具選択基準を導き出すためには，ストーマの局所条件を適正に評価するツールと装具の構造・機能分類が必要であるとの認識にたち，局所条件評価グループ，装具グループを構成し，それぞれストーマ・フィジカルアセスメントツールと装具分類の作成を行った。

　これまでストーマ局所条件の判定はどのような体位で，どのような項目をアセスメントするかを示したものはなく，個々の医療者の主観的な判断基準でアセスメントされていた。例をあげれば，ストーマのサイズはどのような体位で計測するのか，皺はどのような体位でアセスメントし，深さをどう判定するかなどなどである。これらは局所グループのそれぞれの委員によってもその見解は

異なり，さまざまな意見が出された。ストーマ・フィジカルアセスメントツールはストーマ装具選択に必要不可欠なすべてのストーマ局所条件が示されなければならないが，基本的に簡便で使いやすいものを作ることが必要とのコンセンサスが得られた。まず，10症例でパイロットスタディを行ったうえでさらに61症例のストーマの局所条件を解析し，ストーマ・フィジカルアセスメントツールを作成した。

同様にストーマ装具についても，それぞれの装具がどのようなストーマに用いられるかの詳細が示されているわけではなく，その判断は医療者の経験や知識によるところが大きかった。皮膚保護剤が臨床に導入された1975年からのストーマ装具の歴史を振り返ると，各ストーマ用品メーカーが独自に改良・開発を重ねながら，新しい装具が次から次へと新しく上市されてきた。しかし，振り返ると，ストーマリハビリテーション運動が始動した時期にほぼ一致して，いきなり皮膚保護剤を標準的に用いる管理法がつきつけられた。そして，その後の二品系装具の急増の中に医療者がのみこまれてしまい，装具を客観的に評価する姿勢が低い状態で現在に至ってしまった。また，装具開発・改良は中間ユーザーの意見が反映されてこなかった。この間，日本工業規格（JIS），国際工業規格（ISO）などにより，用語の統一，試験規格の制定がなされてはきたが，中間ユーザーとストーマ用品メーカーの連携は必ずしも密とはいえなかった。

今回，装具検討グループは装具選択に重要と考えられるシステム，面板，面板機能補助具，フランジ，ストーマ袋の5つに分類したうえで，国内において入手可能なストーマ用品メーカーの製品カタログならびに製品の実測を行い，さらに適応，仕様，特徴について分類した。ストーマ・フィジカルアセスメント，ストーマ装具分類の詳細については他項を参照されたい。

次に当委員会委員が行ったストーマケア症例のデータを分析した。対象症例は以下の5条件を満たす121例のストーマ保有者とした。121例の内訳は，消化管ストーマ112例〔内訳は回腸ストーマ40例（単孔式18例，双孔式22例），結腸ストーマ72例（単孔式64例，双孔式8例）〕，尿路ストーマ9例（内訳は回腸導管8，尿管皮膚瘻1）であった。これらの症例はすべて，以下の①〜⑤の5条件を満たすものが選ばれた。

①委員会の看護師が直接管理指導を行ったもの。
②社会復帰管理症例（ストーマ創が治癒した後のケア時の装具選択）。
③皮膚保護剤・粘着式ストーマ袋システムで管理されているもの。
④ケアにあたった看護師が期待した装着時間を下回ることなく，また予定の装具交換前に排泄物の漏れがなく管理できたもの。
⑤腸管脱出，ストーマ旁ヘルニアなどの管理を障害する外科的ストーマ合併症がまったくないもの。

の5つの条件を満たすものが選ばれた。

ここで装具が適正に選択されたか否かを何をもって判定するかを述べるが，本来，ストーマ装具使用状態の評価は「安全性」「耐久性」「皮膚保護性」「使いやすさ」など多面的に評価されなければならないが，安全性，皮膚保護性，使いやすさなど，どれをとっても複雑な因子が含まれており，現状ではこれら多様な因子をまとめて総合的に評価するためのツールの整備がない。

このため私たちは装具の貼付時間をもって装具選択の適正さを判断する指標とした。装具の貼付時間は装具の耐久性や密着性を客観的に示す指数となりうるものと考えたからである。ストーマ局所条件に対応した装具を選択し，その条件下で最大の耐久時間が得られれば，装具選択が適正であることを評価する尺度になると考えた。今回はストーマケアでは一定のレベル以上の技術と経験を有するとみなされるストーマケアのエキスパートである委員が装具を選択し，かつその結果が期待

表❶ 局所条件とストーマ装具クロス集計表

装具分類 （14分類）	ストーマ条件 （11条件）	ストーマ種類 結腸/回腸/尿路	ストーマタイプ 単孔式・双孔式/尿路	排泄物の性状 有形泥状便/水様便/尿	ストーマの形状 正円/非正円
1. システム	1）消化器用/尿路用	1. A1	15. C	29. A2	43. C
	2）単品系/二品系	2. C	16. C	30. C	44. C
2. 面板	1）形状（凸面）	3. A2	17. C	31. A2	45. C
	2）構造（全面他）	4. C	18. C	32. C	46. C
	3）柔軟性	5. A2	19. C	33. A2	47. C
	4）皮膚保護剤の耐久性	6. A1	20. C	34. A1	48. C
	5）ストーマ孔（既製孔他）	7. C	21. B	35. B	49. A2
3. 面板機能補助具	1）補助具（アクセサリー）	8. A2	22. C	36. A2	50. A2
	2）ベルトの使用有無	9. B	23. C	37. B	51. C
4. フランジ	1）フランジ構造（固定他）	10. C	24. C	38. C	52. C
	2）嵌合方式（ロック他）	11. C	25. C	39. C	53. C
5. ストーマ袋	1）構造（開放, 閉鎖, ウロ）	12. A1	26. C	40. A1	54. C
	2）袋色	13. C	27. C	41. C	55. C
	3）閉鎖具（クリップ他）	14. C	28. C	42. C	56. C

耐久時間の有意差＜0.05 t 検定, F 検定
使用頻度の有意差＜0.05（mxn 検定, MW 検定, KW 検定）
使用頻度の有意差 0.05〜0.075（同上）

する装着時間を下回らなければ，現在のストーマケアの水準からみて正しい装具選択がなされているとの考えで 121 例は正しい装具選択がなされたとの前提のうえで以下のような解析を行った。

ストーマ装具選択基準

1. データの分析とストーマ装具選択基準の作成について

121 例の装具選択に影響しているとみなされる装具分類（14 分類）とストーマ条件（11 条件）の組み合わせ 154 通りにつき，クロス集計により，使用頻度，耐久時間をみた（**表❶**）。なお，表中に 154 のナンバリングがしてある。

154 のクロス集計の結果では，「使用頻度に有意差あり」は青色の項目，「有意傾向あり」は紫色

ストーマの高さ	ストーマ周囲4cm以内の手術創,瘢痕,骨突出,局所的膨隆	腹壁硬度	ストーマサイズ（横径）	ストーマ外周4cm以内の皮膚平坦度	ストーマ外周4cm以内連結しない皺	ストーマ外周4cm以内連結する皺
突出/非突出	無/有	硬/中/軟	大/小	山型/平坦/陥凹	無/有	無/浅/深
57. C	71. C	85. C	99. C	113. C	127. C	141. C
58. C	72. C	86. C	100. B	114. C	128. C	142. C
59. A2	73. C	87. B	101. C	115. A1	129. C	143. A1
60. C	74. C	88. C	102. C	116. C	130. C	144. C
61. C	75. C	89. A2	103. A2	117. A1	131. C	145. A1
62. C	76. C	90. C	104. A2	118. B	132. C	146. C
63. C	77. C	91. C	105. B	119. C	133. C	147. C
64. C	78. A2	92. C	106. C	120. B	134. A2	148. B
65. C	79. C	93. C	107. C	121. A2	135. C	149. A2
66. C	80. C	94. C	108. C	122. C	136. C	150. C
67. C	81. C	95. C	109. C	123. C	137. C	151. C
68. C	82. C	96. C	110. C	124. C	138. C	152. C
69. C	83. C	97. C	111. C	125. C	139. C	153. C
70. C	84. C	98. C	112. C	126. C	140. C	154. C

の項目，また，「耐久時間に有意差」が見られたものは黄色で示した．さて，有意差あり，あるいは有意傾向ありはすべてが装具選択の基準として採用すべきかという問題が討論されたがそのまま基準として採用するには臨床の場で得られる感覚にはそぐわない項目もあった．有意差検定の結果，そこでこの1～154のデータ分析結果をすべて個別に詳細に見直したうえで，エキスパートオピニオンを加え，ストーマ装具選択基準を作成した．

　装具検討委員会におけるエキスパートオピニオンとは，3年以上のストーマの臨床経験を持つ14名のエキスパートが合議し，あるテーマについて討論のうえ多数決で決定するとしたが，最終的には，基準作成に加えるエキスパートオピニオンの是非については全員の合意が得られた．基準作成にあたっては154項目について以下のような言葉をもって推奨度を表した（**表2**）．

　①**表1**のクロス集計で使用頻度に有意差が認められて，かつエキスパートオピニオンとして支持

表2 ストーマ装具選択基準

装具選択基準	有意差	エキスパートオピニオン
A1：選択する	有意差あり	支持
A2：選択することを推奨する	有意差あり	条件付で支持
	有意差傾向あり	支持
	有意差なし	条件付で支持
B：選択することを考慮する	有意差あり	条件付で支持
	有意差傾向あり	支持または条件付で支持
	有意差なし	支持または条件付で支持
C：基準とはならない	有意差あり	不支持
	有意差傾向あり	不支持
	有意差なし	不支持

$p<0.05$　有意差あり，$p<0.75$　有意差傾向あり，$p>0.75$　有意差なし

表3 A1：選択する

A1-1	結腸ストーマ・回腸ストーマには，消化器ストーマ装具を選択する。尿路ストーマには，尿路ストーマ装具を選択する。
A1-6	回腸ストーマ，尿路ストーマには耐久性が中期用から長期用の面板を選択する。
A1-12	消化管ストーマには開放型ストーマ袋を選択する。尿路ストーマには尿路用ストーマ袋を選択する。
A1-34	水様便・尿には中期用・長期用を選択する。有形便には短期用・中期用を選択する。
A1-40	尿には尿路用ストーマ袋を選択する。水様便・有形便には開放型ストーマ袋を選択する。
A1-115	陥凹には凸型装具を選択する。山型・平坦には平板装具を選択する。
A1-117	陥凹には硬い面板を選択する。山型には柔らかい面板を選択する。
A1-143	連結する皺がある場合に，凸型装具を選択する。
A1-145	連結皺のある場合は硬い面板を選択する。

する場合はA1：『選択する』とした。

　②使用頻度に有意差が認められたが，エキスパートオピニオンとしては，A1：選択するほどの強い推奨度はないと判断されたもの，有意差傾向ありで，エキスパートオピニオンとして支持されたもの，有意差なしでもエキスパートオピニオンとしては推奨度を上げるべきと判断された場合はA2：『選択することを推奨する』とした。有意差ありでA2とする場合は何らかの条件で基準ランクを下げることを意味し，また有意差なしでもエキスパートオピニオンとして強い支持がある場合にはA2：『選択することを推奨する』とした。

　③有意差あり，有意差傾向あり，有意差なしでもエキスパートオピニオンとして支持の場合には基準を上げるか，あるいは下げてB：『選択することを考慮する』とした。

　④クロス集計で使用頻度に有意差あり，有意差傾向あり，有意差なしのいずれであってもエキスパートオピニオンで支持されない場合はC：『基準とならない』とした。

　最終的に『選択する：A1』は9項目（表3），『選択することを推奨する：A2』は17項目（表4），『選択することを考慮する：B』は10項目（表5，『基準とはならない：C』は118項目となっ

表4　A2：選択することを推奨する

A2-3	結腸ストーマ・尿路ストーマでは平板装具を選択することを推奨する。回腸ストーマでは凸型装具を選択することを推奨する。
A2-5	回腸ストーマ，尿路ストーマには硬い面板を選択することを推奨する。結腸ストーマには柔らかい面板を選択することを推奨する。
A2-8	回腸ストーマにはアクセサリーを使用することを推奨する。
A2-29	有形便，水様便には消化管用ストーマ装具を選択することを推奨する。尿には尿路用ストーマ装具を選択することを推奨する。
A2-31	尿と有形便には平板装具を選択することを推奨する。水様便には凸型装具の面板を選択することを推奨する。
A2-33	水様便には硬い面板を選択することを推奨する。有形便には柔らかい面板を選択することを推奨する。
A2-36	水様便にはアクセサリーを使用することを推奨する。
A2-49	正円のストーマには既製孔を選択することを推奨する。非正円のストーマには自由開孔を選択することを推奨する。
A2-50	非正円のストーマにはアクセサリーを使用することを推奨する。
A2-59	突出ストーマには平板装具を選択することを推奨する。非突出ストーマには凸型装具を選択することを推奨する。
A2-78	ストーマから4cm以内に瘢痕などがある場合アクセサリーを使用することを推奨する。
A2-89	柔らかい腹壁には硬い面板を選択することを推奨する。
A2-103	大きいストーマサイズ（35 mm以上）には柔らかい装具を選択することを推奨する。
A2-104	大きいストーマサイズ（35 mm以上）には短期用を選択することを推奨する。
A2-121	陥凹にはベルトを使用することを推奨する。
A2-134	非連結皺がある場合にはアクセサリー使用することを推奨する。
A2-149	連結皺の深い場合にはベルトを使用することを推奨する。

表5　B：選択することを考慮する

B-9	回腸ストーマ，尿路ストーマにはベルトを使用することを考慮する。
B-21	双孔式ストーマには自由開孔を選択することを考慮する。
B-35	水様便には自由開孔を選択することを考慮する。尿には，既製孔を選択することを考慮する
B-37	尿，水様便にはベルトを使用することを考慮する。
B-87	硬い腹壁に平板装具を使用することを考慮する。柔らかい腹壁に凸型装具を選択することを考慮する。
B-100	大きいストーマサイズ（35 mm以上）には，単品系を選択することを考慮する。
B-105	大きいストーマサイズには自由開孔を選択することを考慮する。
B-118	陥凹ストーマには皮膚保護剤耐久性中期用を使用することを考慮する。
B-120	陥凹と山型ストーマにはアクセサリーを選択することを考慮する。
B-148	ストーマに連結する皺がある場合，アクセサリーを選択することを考慮する。

た。『選択する』，『選択することを推奨する』，『選択することを考慮する』の順に推奨度は低くなる。

　今回の選択基準作成に当たっては，たとえば17番のストーマタイプと面板の形状のように，使用頻度に有意差があっても，エキスパートオピニオンでは，エンドストーマ，ループストーマを問わず良い形状のストーマ造設は可能であり，凸の要否を考える必要はないとの意見から基準とはならないとしている。逆に59番のストーマの高さ，突出；非突出と面板形状の凸度の使用頻度に有意差はなかったが，エキスパートオピニオンとしては密着性を高めるために非突出ストーマの場合には凸型嵌め込み具の適応を考えるべきとなり，選択することを推奨すると2段階推奨度をあげている。

　また，今回の選択基準を個々の症例に当てはめたときに，推奨度が高くても必ずしも当てはまらない場合，あるいは逆に推奨度が低くても選択する必要がある場合があった。したがって，個々の症例のストーマ条件をしっかり見きわめながら，選択基準を活用することが大切である。また，装具選択は術後の治癒過程において，あるいは退院後の経過の中で時間とともに変化することの理解が必要であり，経過の中でストーマ・フィジカルアセスメント，装具選択基準の見直しを定期的に行っていくことが重要である。

ストーマ装具選択基準を用いた症例提示

　さて，ストーマ装具選択基準は実際に運用することによって，その妥当性や信頼性を明らかにすることができる。本書では，皮膚排泄ケア認定看護師がケアした症例の社会復帰装具選択，あるいは使用装具の見直しのための装具選択などに際し，どのようにストーマ・フィジカルアセスメントを行い，さらに，装具選択基準に照らして，どのように装具選択を行ったのかの経過を症例報告としてまとめてもらった。ストーマ装具選択基準検討委員会が提案した装具選択基準は合併症がないストーマと規定しているが，今回の症例報告には合併症例も含まれている。

　症例をまとめるにあたっては以下の手順でまとめた。
①まず，患者さんのプロフィールを簡潔に提示した。
②今回は装具選択に的を絞ってまとめた。
③局所のフィジカルアセスメントは，下記の文献に準拠した。
「山田陽子，松浦信子，末永きよみ，他：適正なストーマ装具選択のためのストーマ・フィジカルアセスメントツール作成の試み。日本ストーマ・排泄会誌，25（3）：113-123，2009.」
④同様に装具分類はどのような位置づけにあるかは，下記の文献に準拠した。
「熊谷英子，大村裕子，山本由利子，他：ストーマ装具選択に必要な装具分類．日本ストーマ・排泄会誌，25（3）：103-112，2009.」
⑤ストーマ・フィジカルアセスメントツール（SPAツール），装具分類のそれぞれの項目は，下記の文献の装具選択基準に照らして装具選択基準を示した。
「大村裕子，他：社会復帰ケアにおけるストーマ装具選択基準の一提案．日本ストーマ・排泄会誌，25（3）：133-146，2009.」

　選択された装具が導き出された根拠とした。ただし，症例によっては必ずしも，選択基準が該当しなかった場合は欄外に＊を付し，コメントを記してもらっている。

　また，これらの結果をまとめて導き出された装具を一般用語としてまとめたうえで，各メーカーの該当する装具の選定をした。さらに執筆者が選択した装具名をあげ，その根拠を具体的に示してもらった。以上の理由から，本書ではそれぞれ商品名をあげて記述をしてもらっている。

まとめ

　個々のストーマ保有者に合ったストーマ装具を選択することが，患者の日常生活を送るうえでいかに大切なことかは，異論の余地がないと思われる。しかし，実際には装具の漏れやストーマ近接部の排泄物による皮膚障害を経験し，日常生活に支障をきたしているストーマ保有者は少なくない。今回，さまざまな症例に対して複数の皮膚・排泄ケア認定看護師にストーマ装具選択あるいは装具再選択のためのストーマ・フィジカルアセスメントを行ってもらったところ，限られた範囲でしかストーマの観察がなされていないこと，経時的に変化するストーマのアセスメントが適切になされていないこと，ストーマ装具選択が漠然となされていることなどの問題点がわかった。個々のストーマ保有者に対してツールを用いたストーマ・フィジカルアセスメントは医療者の経験に頼らずに客観性のある評価が得られるものと考えられる。また，ストーマ装具選択基準を活用しつつ，一つ一つの項目が個別性を考えたうえで的確か否かを判断する材料にもなり，装具選択の根拠を考える基準にできるのではないかと思われる。一方，今回示した装具選択基準の中には凸度の深さ，面板柔軟性のように程度分類が難しく，適応が明確に示されていないものもある。また，合併症を有するストーマ，小児ストーマのように装具選択基準が該当しないこともあり，さらに今後この基準を進化させることが必要である。

【大村　裕子】

II ストーマ・フィジカルアセスメントツール

はじめに

　現在ストーマ排泄管理の主流となっている自然排便法は，ストーマ専用の装具をストーマ皮膚部に貼付して排泄物を受け止めるというごく単純なシステムである。ところが，ストーマ状況はストーマ保有者によってさまざまな特徴があり，位置，大きさ，形，貼付部皮膚の面積や平坦度などが一様でないため，どんなに良い製品であってもこの世に存在するすべてのストーマを漏れなく管理することは不可能である。言い換えれば，どんなストーマにも対応できる万能なストーマ装具というものは今のところ存在しない。「Different appliances to different stomas」なのである。

装具を密着密閉させる条件の評価＝ストーマ・フィジカルアセスメントツール

　前述のように個々のストーマ状況は異なるため，それぞれのストーマに対してストーマ装具を密閉・密着させるのに必要な条件が生じてくる。ストーマが求める条件を満たした装具を選択し，完全に密着・密閉できる装着法を行わないと，排泄物が漏れる，あるいは装具が付かないなどのトラブルが発生する。装具選択は，ストーマ装具を密閉・密着させる条件，いわゆるストーマ装具装着条件をストーマ側から的確に評価して，適切なストーマ装具を選択し，その機能を最大限に発揮させる装着方法まで導く必要がある。

　ところが，現在，ストーマ装具装着条件を評価するストーマアセスメントツールがなく，ストーマ装具の選択は，医療者個々が経験的に作り上げてきた独自の評価に基づいてなされているのが現状である。このような方法では当然，担当する医療者のストーマケア経験や知識，関心，好みなどによって，装具決定までの時間や手間に差が生じ，セルフケア確立にも影響を及ぼしかねない[1]。われわれはこのような問題を解決する目的で，看護師（Enterostomal Therapist または皮膚・排泄ケア認定看護師）14名，医師1名，医学専門図書館学司書1名，統計処理担当1名からなる研究チームを結成し，誰が行っても同じ手順でストーマ局所条件をアセスメントし，的確で同じ結果になるようなストーマ・フィジカルアセスメントツール[2]（Stoma physical assessment tool；SPA ツール）を開発した（表**1**，**2**）。

ストーマ・フィジカルアセスメントツールの目的

　フィジカルアセスメント（あるいはフィジカル・イクザミネーション）は，人の五感によって身体状況を評価する方法で，診断学のもっとも基本的診断法として重視されてきたものである。通常，「視診」，「触診」，「聴診」が3本柱となるが，ストーマ医療関連では「視診」・「触診」の2つが重要である[3]。

　さて通常フィジカルアセスメントは，対象者に認められる病的異常状態の有無を知るために行うものであるが，本稿で扱うストーマ・フィジカルアセスメントとは，単純にストーマ装具選択に必要とするアセスメントであり，ストーマ・フィジカルアセスメントツールがストーマに関する病的

表1　ストーマ・フィジカルアセスメントツール

評価段階	アセスメント項目	方　法
Step 1 仰臥位（下肢を伸展させる）	ストーマの形状	ストーマを正円か非正円に分類する
	ストーマのサイズ（縦径）	縦径を mm 単位で計測する
	ストーマの高さ	皮膚から排泄口までの高さを mm 単位で計測する
	ストーマ周囲皮膚 4 cm 以内の手術創，瘢痕，骨突出，局所的膨隆	観察
Step 2 坐位（足底を床につける）	ストーマ周囲 4 cm 以内の腹壁の硬度	検者の 2 本の指でストーマ周囲腹部を押し，指の沈む程度で硬・中等・軟の 3 段階に分類する
Step 3 前屈位（背筋の緊張を解き，30 度以上前傾し，なおかつ被験者が日常生活でよくとる体位）	ストーマのサイズ（横径）	横径を mm 単位で計測する
	ストーマ外周 4 cm 以内の皮膚の平坦度	ストーマ周囲の陥凹，平坦型，山型に分類する
	ストーマ外周 4 cm 以内連結しない皺	ストーマに連結しない皺，または皮膚の陥凹が最も深くなる部分を計測する
	ストーマ外周 4 cm 以内連結する皺	ストーマに連結する皺，または皮膚の陥凹が最も深くなる部分を計測し，無・浅・深に分類する
Step 4	ストーマの種類	病歴で確認
	ストーマの排泄物の性状	観察して記録する

表2　記録用紙

		記　録			判定方法
ストーマの種類		消化器系（C・I）/(E・L または DB）/泌尿器系			
排泄物の性状		有形 泥状　水様　　尿			
ストーマ所見	ストーマの形状	正円	非正円		ストーマの高さが 10 mm 以上を突出，9 mm 以下を非突出
		突出	非突出		
	ストーマのサイズ	縦　mm　横　mm　高さ　mm			
ストーマ周囲の腹壁	ストーマ周囲 4 cm 以内の手術創，瘢痕，骨突出，局所的膨隆	無	有		硬い：1 縦指以下の沈み 普通：1 縦指以上の沈み 柔らかい：2 縦指以上の沈み
	硬度	硬い	普通	柔らかい	
ストーマ外周 4 cm 以内の皮膚の状況	皮膚平坦度	山型	平坦型	陥凹型	無：0〜4 mm まで 有：5 mm 以上
	連結しない皺	無	有		
	連結する皺	無	浅	深	無：0〜2 mm まで 浅：3〜6 mm まで 深：7 mm 以上

問題の有無を見きわめるツールではないことをお断りする。また，本ツールは標準的なストーマ造設後の社会復帰用装具選択に基準を置いており，安定したストーマ管理を妨げるストーマ合併症の存在を想定してはいない。ストーマ・フィジカルアセスメントツールの特徴は，次に述べる体位とストーマ局所状況の変化に応じて必要なアセスメント項目を体位別に効率よく，漏れなくみていけるツールである。

体位とストーマ局所状況の変化

　ストーマ・フィジカルアセスメントは，仰臥位，坐位，前屈位の順に3つの体位に変えてアセスメントする。人は日常生活においてさまざまな体位をとるが，体位の変化に応じてストーマのある腹部は重力や腹圧，皮膚のたるみなどに影響され，さまざまな形態を呈する。装具選択では，体位別に異なる腹部形態の基本的な変化，およびそれによってストーマ部がどのように影響を受けるかの基本認識が不可欠であり，その認識ができて初めて体位によるストーマ周囲の変化にフレキシブルに対応できる装具を選ぶことが可能になる。人が日常とるさまざまな体位すべてをアセスメントすることは実際的ではない。われわれは合議によってストーマ周囲の変動をもっともとらえやすい体位を，仰臥位，坐位，前屈位の3体位に決定し，ストーマ・フィジカルアセスメントツールのアセスメント体位とした。

　以下，この3体位によるストーマ局所状況の特徴的変化（**写真1**）をストーマ・フィジカルアセスメントツールに採用されている局所のアセスメント項目に沿って留意点を述べる。

1．仰臥位

　腹圧や重力の影響を受けないため，皮膚は伸展され平坦化し，もっとも素直な状態のストーマを観察できる。したがってストーマ皮膚部の観察にもっとも適している。足を伸ばした仰臥位では腹筋は軽度に緊張するが，膝を立てた仰臥位では腹筋は弛緩し，触診あるいはストーマ指診にもっとも適した体位となる。他の体位と比較すると腹圧がかかりにくく，ストーマはその重力によって背側に落ち込むためストーマの高さが最低値になることがある（**写真2**）。

2．坐　位

　腹部に横走する皺が出現しやすい。ストーマ部に腹圧や重力の影響を軽度に受けるため，ストーマ部は膨隆することがある。腹筋は中等度に緊張する。ストーマは仰臥位に比べると縦方向に短縮，横方向に長くなることがある。

3．前屈位

　ひと言で言えば，前屈位では，坐位でみられた変化がさらに強調された状況を呈する。
　横走する皺はもっとも深くなり，剣状突起と恥骨結合の距離が短縮して腹部の平面積は小さくなる。ストーマは，横径が最大値，縦径が最小値となる（**写真3**）。

ストーマ・フィジカルアセスメントツールを使ったアセスメントの実際

1．ストーマ・フィジカルアセスメントツールで評価を行う前に

　（1）　病歴などでストーマの属性（種類，部位，タイプなど）を確認する。
消化器系

写真❶　3体位によるストーマ局所状況の特徴的変化

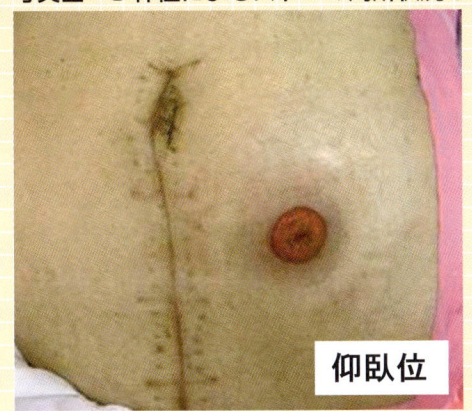

仰臥位
皮膚は伸展され平坦になる。

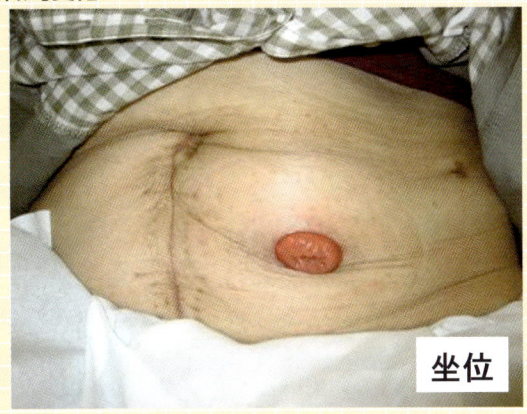

坐位
横走する皺が出現する。

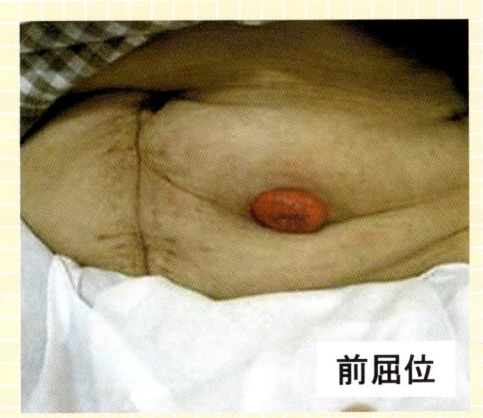

前屈位
横行する皺がもっとも深くなりやすい。

写真❷　体位によるストーマの高さの変化

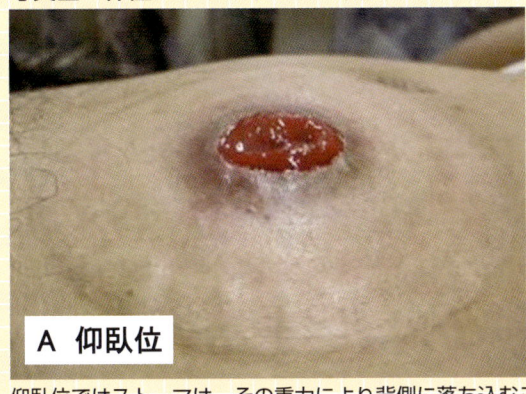

A　仰臥位

B　坐位

仰臥位ではストーマは，その重力により背側に落ち込むことがあり，ストーマの高さがどの体位よりも最低値になることがある。

Ⅱ ストーマ・フィジカルアセスメントツール

写真❸ 体位によるストーマサイズ横径の変化

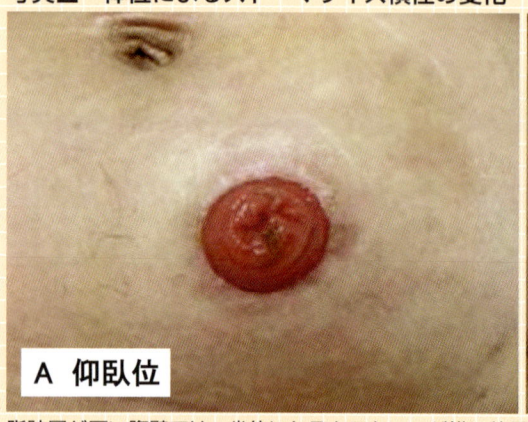

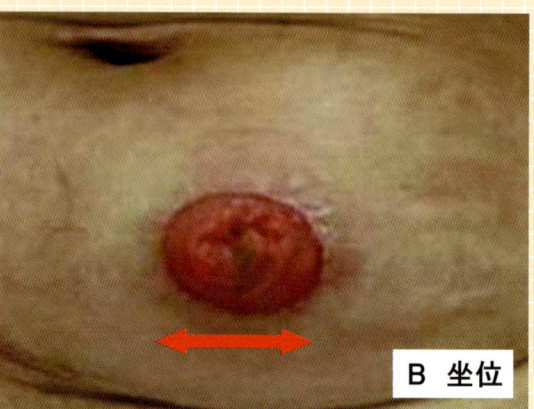

A 仰臥位　　　　　B 坐位

脂肪層が厚い腹壁では，坐位になるとストーマが横に伸展して横径が最大値，縦径が最小値となることがある。

写真❹ アセスメントの範囲

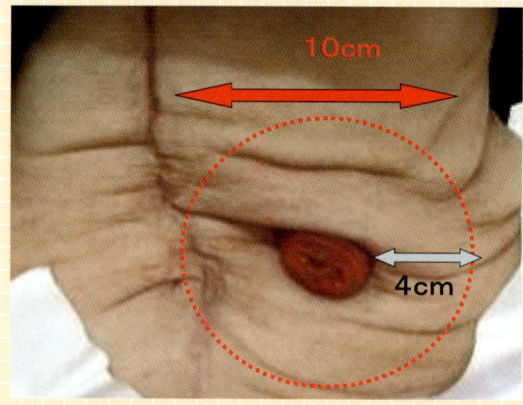

10cm
4cm

面板貼用部となるストーマから半径4cm以内。

C：colon　結腸人工肛門造設術
I：ileostomy　回腸瘻
E：end colostomy/ileostomy　単孔式人工肛門造設術
L：loop colostomy/ileostomy　係蹄式人工肛門造設術
DB：double-barrelled colostomy/ileostomy　二連銃式人工肛門造設術

＊消化器系のストーマでは，CかIの分類と，E，L，DBのいずれかに分類する。
＊泌尿器系は，回腸導管術，尿管皮膚造瘻術を問わず泌尿器系に分類する。
☞ストーマの造設部位で，おおよその一日の便の排泄量などが予測できる。泌尿器系では，造設の種類に関係なく排泄量はほぼ同じであるため，詳細な分類は行わない。

（2）ストーマ・フィジカルアセスメントツールでは，腹部のアセスメントする範囲を面板貼用部位となるストーマから半径4cm以内としている（**写真❹**）。以下の手順でアセスメントする。

2．Step1　仰臥位でのアセスメント

【体位のポイント】下腹部にたるみができないように下肢は伸展させる。

写真5　ストーマの形状分類

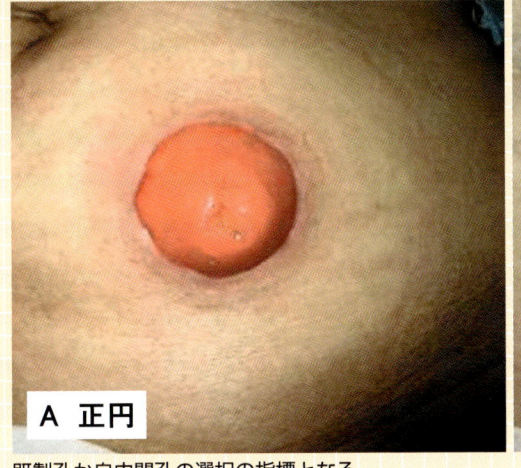

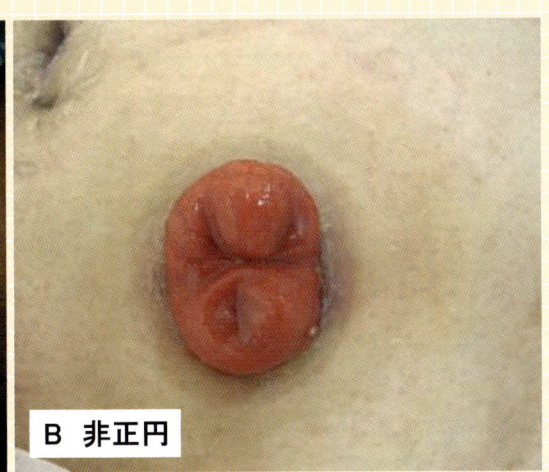

| A　正円 | B　非正円 |

既製孔か自由開孔の選択の指標となる。

ストーマの高さ計測

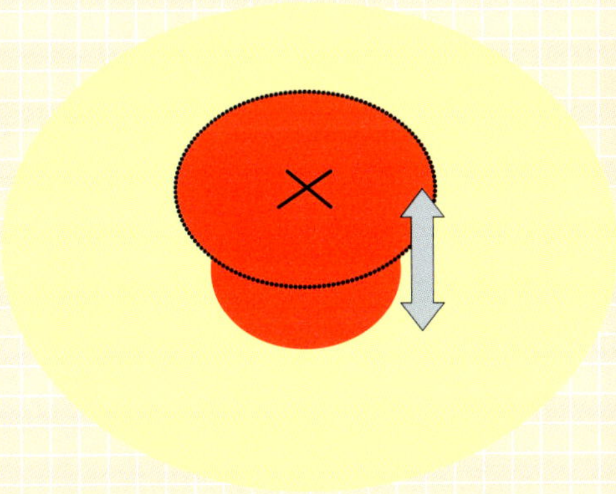

ストーマの高さは皮膚から排泄口までを測る。

写真6　排泄口が粘膜の頂点にないストーマ

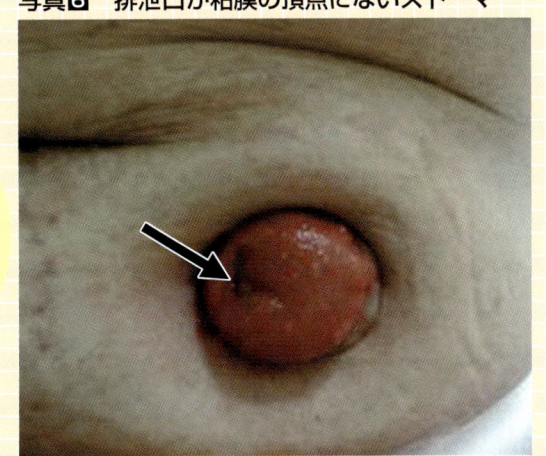

ストーマの高さは粘膜の頂点ではなく，排泄口まで計測する。

（1）　ストーマの形状を観察し，正円か非正円に分類する。
☞面板の種類で既製孔か自由開孔を選択するかの指標となる。ストーマサイズから判断せず，観察した形状でアセスメントする（**写真5**）。
（2）　ストーマサイズ縦径を mm 単位で計測する。
☞ストーマサイズ縦径は仰臥位で最大値となることが多い。
（3）　ストーマの高さを mm 単位で計測し，10 mm 以上を突出，9 mm 以下を非突出に分類する。
☞ストーマの高さとは，皮膚から排泄口までの距離のことで，ストーマの排泄口は，必ずしも粘膜の頂点になっているとは限らないので注意が必要である（**写真6**）。
（4）　ストーマ周囲皮膚 4 cm 以内の手術創，瘢痕，骨突出，局所的膨隆の有無を観察し，有，無に分類する。

写真7　腹壁の硬度の判定（坐位で判定）

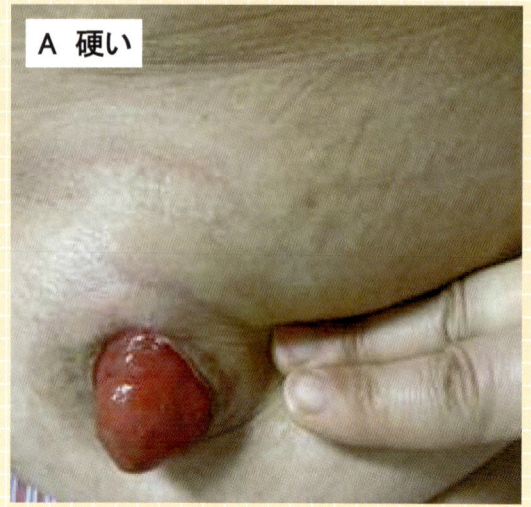

A　硬い

1縦指以下の沈み。

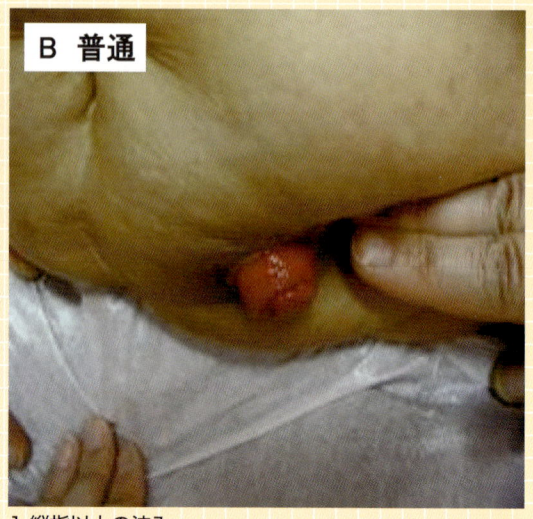

B　普通

1縦指以上の沈み。

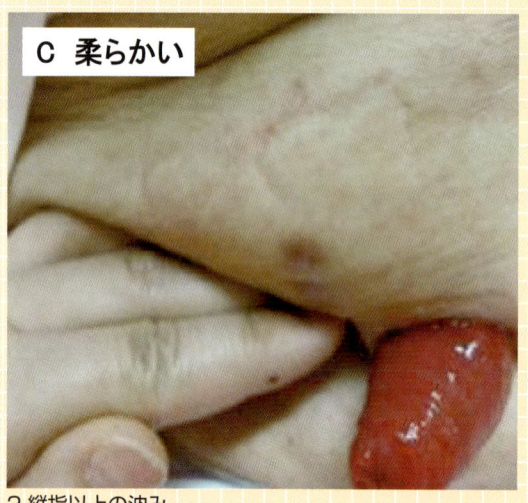

C　柔らかい

2縦指以上の沈み。

☞面板貼用部にあたるストーマ周囲皮膚4cm以内に，面板の固着や追従に障害となるものが存在するか確認する。

3．Step2　坐位でのアセスメント

【体位のポイント】足底を床につける。
（1）ストーマ4cm以内の腹壁の硬度を判定する。
☞検者の2指（第2指と3指）でストーマ周囲皮膚を押して，指が腹壁に沈む程度を判定する。検者は立位になるほうが判定しやすい。1縦指以下の沈みを「硬い」，1縦指以上の沈みを「普通」，2縦指以上の沈みを「柔らかい」と判定する（**写真7**）。

写真8　皮膚の平坦度の分類（前屈位で判定）

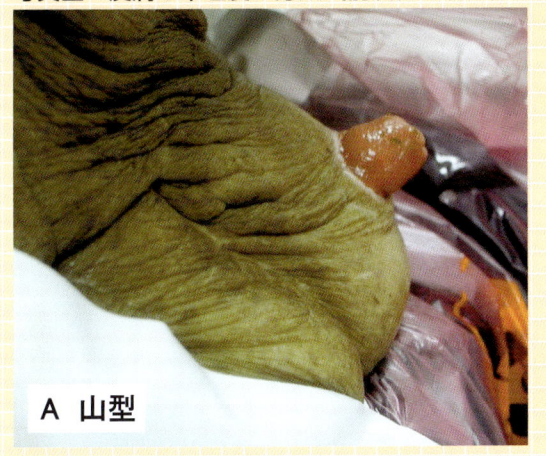

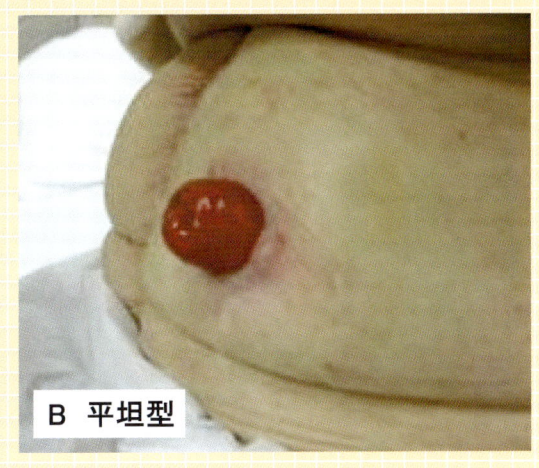

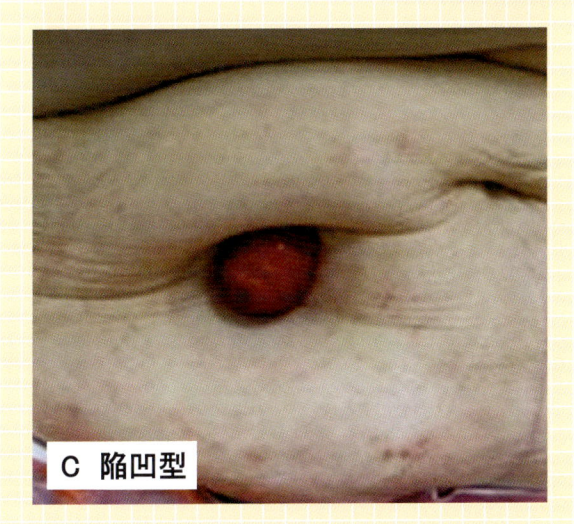

A　山型

B　平坦型

C　陥凹型

4．Step3　前屈位でのアセスメント

【体位のポイント】リラックスして背筋の緊張を解き30度以上前傾する。
（1）　ストーマサイズ横径をmm単位で計測する。
☞ストーマ横径は前屈位で最大値となることが多い。
（2）　ストーマ外周4cm以内の皮膚の平坦度を，「山型」，「平坦型」，「陥凹型」に分類する（**写真8**）。
☞ストーマ外周4cm以内の皮膚を側面から観察し，ストーマ粘膜皮膚接合部を基準にして，面板貼用部の周囲皮膚の形状を見きわめる（**写真9**）。
（3）　ストーマ外周4cm以内の範囲でストーマに連結しない皺の発生の有無を判定する（**写真10**）。皺の深さを定規で計測する。定規は先端が0のものを用いる（**写真11**）。皺の深さが0から4mm以内は「無」，5mm以上を「有」と判定する。皺が複数ある場合は，一番深い皺で判定する（**写真12**）。
☞ストーマに連結しない皺は，面板の形状などを考慮すれば基本的に装具装着にあまり影響しない。

写真⑨ ストーマ外周4cm以内の皮膚の平坦度の判定

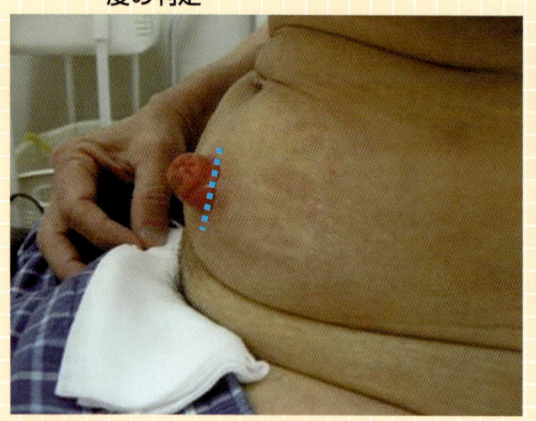

点線部が基準で，ストーマを側面から観察し，ストーマ粘膜皮膚接合部が周囲皮膚よりも盛り上がっていれば山型，逆に下がっていれば陥凹型．

写真⑩ ストーマに連結しない皺

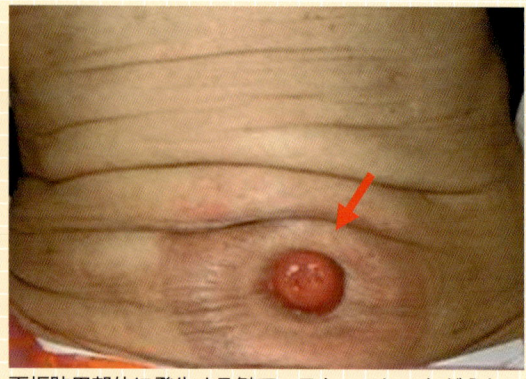

面板貼用部位に発生する皺で，ストーマにつながらない皺．通常ストーマに連結しない皺は，面板の種類を考慮すれば，基本的に装具装着にあまり影響を及ぼさない．

写真⑪ 皺を判定する定規

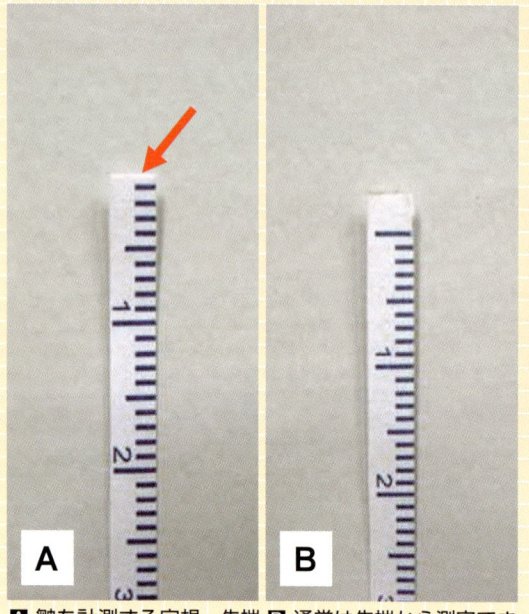

A 皺を計測する定規．先端から測定できる．
B 通常は先端から測定できない．
＊Aは市販されていないため，紙などで自分で作成する．

写真⑫ 複数の皺の判定

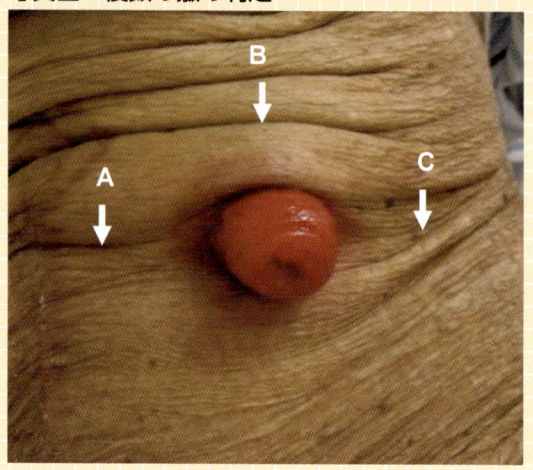

同様の皺が複数ある場合は，一番深い皺（B）で判定する．

（4）ストーマ外周4cm以内の範囲でストーマに連結する皺の発生の有無を判定する（**写真⑬**）．皺の深さが0～2mm以下を「無」，3～6mm以内を「浅」，7mm以上を「深」に分類する．皺が複数存在する場合や，陥凹がある場合は，もっとも深くなる部分を計測して判定する．

☞ストーマに連結する皺は装具装着にもっとも影響するため，「無」・「浅」・「深」の3段階に分類する．ストーマ近接部の一部に発生する陥凹は，ストーマに連結する皺ととらえる（**写真⑭**）．

写真13　ストーマに連結する皺

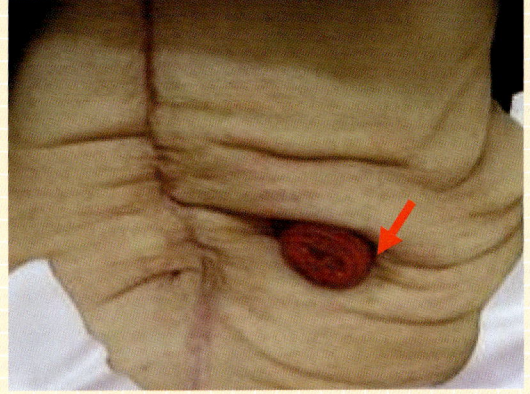

面板貼用部位に発生する皺で，ストーマにつながる皺。ストーマ近接部に発生する皺。

写真14　ストーマ近接部の陥凹

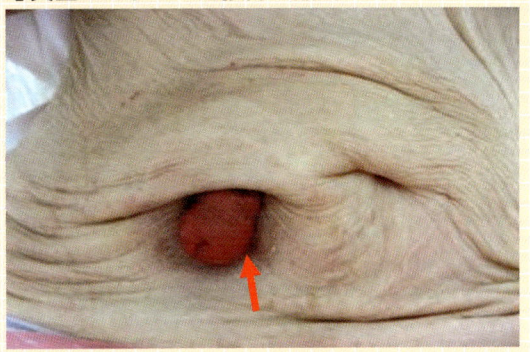

ストーマの陥凹はストーマに連結する皺ととらえる。図は，ストーマに連結する皺と陥凹がみられ，陥凹部が一番深いためこの部を連結する皺として計測した。

おわりに

　これまで，ストーマ局所状況のアセスメントやその判定は，どんなにストーマケアに関してベテランの医療者間であっても，その判定結果に個人差が生じていた。実際，研究メンバー全員でストーマ周囲に発生した皺を観察し，意見交換を行うとその皺のとらえ方は個人によってさまざまであった。装具選択を指導する立場の医療者間で判断が異なると，根拠のある装具選択法は永遠に作成できない。今後，次代に適正な装具選択方法を継承していくうえで，アセスメント法を統一・標準化することは重要であり，そのためにストーマ・フィジカルアセスメントツールを活用していただきたいと考える。

文　献

1) 大村裕子，他：社会復帰ケアにおけるストーマ装具選択基準の一提案．日本ストーマ・排泄会誌 25(3)：133-145，2009．
2) 山田陽子，他：適正なストーマ装具選択のためのストーマ・フィジカルアセスメントツール作成の試み．日本ストーマ・排泄会誌 25(3)：113-123，2009．
3) 穴澤貞夫：ストーマ診断学．ストーマリハビリテーション講習会実行委員会・編，カラーアトラス；ストーマの合併症，第3版，金原出版，東京，1998，pp.26-43．

【山田　陽子】

Ⅲ ストーマ装具選択に必要な装具分類

はじめに

　近年のストーマ装具の増加，多様化に伴い，ストーマ装具選択は非常に困難な状況にある。適正なストーマ装具選択では，装具の構造と機能を組み合わせた特徴を十分に理解したうえで，ストーマの局所条件や排泄物の性状，患者のセルフケア能力，経済性，好みなどの多数の条件をすみやかにアセスメントし，患者個々に合わせた装具を選択することが求められる。しかし，現実には，医療者個々の知識や経験に頼ることが大きく，また，これらの問題を解決するべくストーマの局所条件や患者条件に合わせた具体的な装具分類や的確なツールが示されていない現状にあった。

　そこで，今回，看護師（Enterostomal Therapisutoおよび皮膚・排泄ケア認定看護師）14名，医師1名，医学専門図書館学司書1名，統計処理担当1名の研究チームを結成し，ストーマ装具条件とストーマの局所条件との両面から社会復帰ケアにおけるストーマ装具選択基準[1]の作成に至った。本稿では，ストーマ装具選択基準の検討にあたって作成した「ストーマ装具選択に必要な装具分類」[2]について述べる。

ストーマ装具と分類

　ストーマリハビリテーションの発展とともにストーマ装具の開発はめざましく，現在500種類以上の製品が発売されている。ストーマ装具は，ストーマに装着する器具[3]と定義され，基本的には面板とストーマ袋から構成される[4]。その分類にあたっては，ストーマの種類，固定法，形態，素材，使用法，管理時期[5][6][7]などさまざまな方面から分類されているが，これまでストーマ装具選択のための装具分類の報告はなかった。

　ストーマの装具選択においては，冒頭でも述べたように多種多様なストーマ装具の特徴を理解し，ストーマの種類，位置，形状，高さ，体型，腹壁の状態，皺などのストーマの局所条件，視力，手先の器用さなどの身体条件，経済性や介護力などの社会的条件などを考慮してうえで，患者に最も適正な装具を選択することは容易なことではない。

　今回作成した分類は，ストーマの局所条件に基づいて作成したストーマ装具選択のための分類であることが大きな特徴であり，特に医療現場で難渋している社会復帰ケア時のストーマ装具選択に焦点をあてたものである。そして，前章のストーマ・フィジカルアセスメントツール（Stoma Physical assessment tool，SAPツール）[8]とともに本書の根幹を成す「社会復帰ケアにおけるストーマ装具選択基準」[1]の基盤となるものである。

「ストーマ装具選択に必要な装具分類」[2]作成の経緯

　この装具分類は，社会復帰ケアにおけるストーマ装具選択に必要な装具分類の作成を研究目的に看護師14名，医師1名，医学専門図書館学司書1名，統計処理担当1名の研究チームによって作成した。研究期間は，2005年3月〜2008年8月までであり，長期間を要して作成された。研究方

法は次のとおりである。

①まず，ストーマ装具選択に必要なストーマ装具因子を抽出した。

②次に，それらの抽出された因子を構造面よりシステム，面板，面板機能補助具，フランジ，ストーマ袋の5項目に分類し，それぞれについて調査した。調査対象製品は，国内において入手可能なストーマ用品メーカー4社（アルケア社，コンバテック社，コロプラスト社，ホリスター社：ホリスター，ダンサック）の社会復帰用の粘着性ストーマ装具とし，カタログならびに製品の実測，目視により調査した。なお，装具の品目数や装具データは各社から新製品が発売されていることから2006年11月4日時点のストーマ装具を対象とした。

調査内容は，単品系平板面板243種類14項目，二品系平板面板216種類31項目，凸型嵌め込み具内蔵型面板の高さ・幅254種類9項目，凸型嵌め込み具内蔵型面板の硬度4種類，面板有効径と既製孔のサイズ677種類，フランジ構造101種類4項目，単品系ストーマ袋243種類12項目，二品系ストーマ袋233種類12項目とした。

調査項目は，システム，面板の構造，嵌合式，フランジの種類，面板の柔軟性，皮膚保護剤の分類，皮膚保護剤の耐久性，ストーマの孔のタイプ，孔サイズ，有効径，面板のサイズ，ベルトタブの有無，フィルターの有無など構造面・機能面より詳細な項目について調査を実施した。

③調査結果にエキスパートオピニオンを加え「装具分類」を作成した。なお，本稿におけるエキスパートオピニオンとは，3年以上のストーマの臨床経験を持つエキスパート14名が，討論のうえ導き出した結果とし，全員の一致がみられなかった場合は，多数決で決定した。最終的には，基準作成に加えるエキスパートオピニオンの是非については全員の了承が得られた。

「ストーマ装具選択に必要な装具分類」とは

完成したストーマ装具選択に必要な装具分類を「粘着性ストーマ装具の分類」とし表❶に示した。分類の詳細と分類上の論点について述べる。

1．ストーマ装具の構造分類

まず，ストーマ装具選択に重要と思われるストーマ装具因子を構造面より，①システム，②面板，③面板機能補助具，④フランジ，⑤ストーマ袋の5項目に大きく分類した。調査結果では，メーカー間の表示・測定方法の違いや科学的データが示されていないものがあったが，これらも含め，調査結果にエキスパートオピニオンを加えながら，5項目の構造分類を構造面，機能面よりさらに分類することにした。

分類においては，使用時の複雑さによる混乱を回避するために細かく分類せず2分類もしくは3分類の括りにした。また，今回は，あくまでも局所条件をもとにした装具選択を目的として患者の好みや取り扱いやすさに関連したガス抜きフィルターの有無，ストーマ袋の裏張りの素材の分類，交換頻度，社会福祉制度の利用など多くの因子が絡む価格の分類については言及しないことにした。

2．亜分類と仕様の分類

構造分類した5項目を構造面，機能面より亜分類，仕様に分類した。

（1）システム

亜分類として，①消化管用，尿路用，②単品系，二品系の2分類とした。

①消化管用・尿路用

消化管用は，排泄孔のサイズが各メーカーとも3～5cmであり，さまざまな状態の便を排出でき

表❶ 粘着性ストーマ装具の分類

構造分類	亜分類	仕様
1．システム	1）消化管用　尿路用	
	2）単品系　二品系	
2．面板	1）面板の形状	平板　凸型（浅い　中間　深い）
	2）面板の構造	全面皮膚保護剤　外周テープ付　テーパーエッジ
	3）面板の柔軟性	柔らかい　硬い
	4）皮膚保護剤の耐久性	短期用　中期用　長期用
	5）ストーマ孔	既製孔　自由開孔　自在孔
3．面板機能補助具	1）補助具	
	2）ベルト連結部	ベルト使用あり　なし
4．フランジ	1）フランジの構造	固定型　浮動型
	2）嵌合方式	嵌合式　ロック式　粘着式
5．ストーマ袋	1）ストーマ袋の構造	閉鎖型　開放型　尿路用
	2）ストーマ袋の色	透明　半透明　肌色　白色
	3）閉鎖具	付帯型　固有閉鎖具　その他

るようになっていた。尿路用は排泄孔が小さく管状で，逆行性感染防止のための逆流防止弁の構造が付帯されるものであった。また，消化管用では，コロストミー用とイレオストミー用に分類されていたが，臨床では，ストーマの種類よりも便の性状で選択していることから，消化管用と尿路用の2分類とした。

②単品系・二品系

各メーカーとも単品系は面板とストーマ袋が一体となっており，二品系は面板とストーマ袋を嵌合させて使用するものであった。他に二品以上の多品系装具があったが，現在では入手困難なものや防臭対策がなく使用を勧められないものがあるため，単品系・二品系の2分類とした。

（2）面　板

面板は，面板の形状，面板の構造，面板の柔軟性，皮膚保護剤の耐久性，ストーマ孔の5項目に亜分類し，さらに仕様の分類を行った。

①面板の形状

面板の粘着面側の形状は，平らな平板と凸度のあるものがあり，平板と凸型に大きく分類した。凸型の凸度については，明確な分類がなかったため，高さ，角度について調査した。しかし，角度については測定困難なメーカーもあったため，凸が始まる部位から凸が終わる部位（もっとも凸の高い部位）までを凸の幅として測定することにした。調査により，凸度が一定のメーカー，いくつかの段階があるメーカー，面板のホールカットサイズによって幅が違うメーカーなどがあり，高さだけでなく幅にも違いがあった（**表❷**）。臨床では凸度の選択は，経験に頼ることが多いことから，段階的に分類する必要があると考え，調査結果をもとに凸度の浅いものを「浅い」，深いものを「深い」，その中間のものを「中間」とし，3段階に分類した。また，エキスパートによる判断と凸の高さを判定基準とすることにし，「浅い」を凸の高さ3mm，「中間」を凸の高さ4～6mm，「深い」を凸の高さ7～10.5mmとし，基準となる製品を**表❸**に示した。

表❷ 凸型嵌め込み具内蔵型面板の代表製品

(単位：mm)

製品名	孔のタイプ	孔サイズ	凸の高さ	凸の幅
イレファイン-D/D キャップ	フリーカット	30, 40, 50	3	4.5～6
プロケアー 2・Fc	プレカット	22, 25, 28, 32, 36, 40	4	6.5～10
モデルマフレックス SF 凸面ロックンロール	プレカット	25, 30, 35	4.16	13～14
ニューイメージ FTF 凸面（お好みカット）	フリーカット	13～25, 13～38, 13～51	4.16	11～11.5
ニューイメージ FTF 凸面（プレカット）	プレカット	22, 25, 29, 32		11～15.5
アシュラセルフプレート LC	フリーカット	15-23, 15-33, 15-43	5	14～15
アシュラセルフプレート LC	プレカット	18, 21, 25, 28, 31, 35, 38, 41		14
ノバ 2 ソフトコンベックスリング	プレカット（用手形成型）	18, 21, 25, 28, 32, 35, 38	5.3	6
ユーケアー・Dc/TDc/Cc	プレカット	22, 25, 32, 36, 40, 45, 50	6	7.5～10
アシュラセルフプレート AC	フリーカット	15-33, 15-43	7	15
アシュラセルフプレート AC	プレカット	15, 18, 21, 25, 28, 31, 35, 38, 41		14～15
アクティブライフドレインパウチ CD	プレカット	19, 22, 25, 28, 32, 35, 38, 45, 50	8～8.5	18.5～26.5
デュラヘーシブナチュラ MC フランジ 45 mmS	モルダブル	13～22	9	25
デュラヘーシブナチュラ MC フランジ 57 mmL	モルダブル	33～45	10.5	16.5

②面板の構造

調査では，全面皮膚保護剤のもの，外周にテープがついているもの，全面皮膚保護剤で外縁部分の皮膚保護剤が薄くなっているテーパーエッジのものがあった。面板の外周部分の構造は，端からの面板の剝脱を防ぎ，耐久性に影響するため，装具選択において重要であるとし，全面皮膚保護剤，外周テープ付，テーパーエッジの3種類に分類した。

③面板の柔軟性

面板の柔軟性は，皮膚保護剤の厚さ，バッキングフィルムの硬さ，フランジの硬さ，凸型嵌め込み具の硬さに左右される。柔軟な面板は腹壁への密着性を高め，硬い面板は腹壁を平面に安定させる特徴があり，それぞれ耐久性に影響することから，装具選択において重要な分類とした。しかし，柔軟性の判断は主観的にされており，調査結果においても明確な基準はなかった。そのため，独自に面板の屈曲度の測定や硬度計による凸型嵌め込み具内蔵型面板の硬度の測定を実施したが，面板

表3　凸型嵌め込み具内蔵型面板の凸度分類

分類	基準となる製品
浅い	イレファイン-D/Dキャップ
中間	プロケアー2・Fc, ユーケアー・Dc, アシュラセルフプレートLC, ノバ2コンベックスリング, ニューイメージFTF凸面
深い	アシュラセルフプレートAC アクティブライフドレインパウチCD デュラヘイシブナチュラCフランジ デュラヘイシブナチュラMCフランジ

表4　面板の柔軟性の分類

分類	基準となる製品
柔らかい	・単品系　平板面板 　（硬い単品系の平板面板を除く）
硬い	・単品系　平板面板* ・単品系　凸型嵌め込み具内蔵型面板 ・二品系　平板面板 ・二品系　凸型嵌め込み具内蔵型面板

＊硬い単品系　平板面板製品例：
　アクティブライフドレインパウチDX, ノバ1ウロストミーX3
　アクティブライフウロストミーパウチ, ノバ1フォールドアップX3

表5　皮膚保護剤の耐久性の分類

分類	耐久日数	基準となる製品
短期用	2〜3日	ユーケアーTD/D, ポスパック, アシュラコンフォートEC, アクティブライフドレインパウチST-2, エスティームドレインパウチ, ノバ1フォールドアップ, モデルマフレックスSFロックンロール
中期用	3〜5日	ユーケアー・TDc, ユーケアー・U, アシュラセルフプレートER, バリケアナチュラフランジ, ノバ2×3リング
長期用	5〜7日	アシュラセルフプレートクリア, デュラヘイシブナチュラフランジ

そのものの柔軟性を示す信頼性のあるデータを得ることができなかった。

　そこで，エキスパートオピニオンでは，腹部に追従しやすい平面の単品系装具を「柔らかい面板」，その他の凸型の単品系装具と一部の平面単品系装具，二品系装具を「硬い面板」とすることとし，面板の柔軟性を柔らかい・硬いの2分類とした。また，基準となる具体的製品を**表4**に示した。

④**皮膚保護剤の耐久性**

　皮膚保護剤の耐久性は，皮膚保護剤の成分，厚さ，硬さのほかに，患者側の局所条件に左右されるが，皮膚保護剤そのものの耐久性はストーマ装具としての耐久性に影響することから，装具選択において重要な分類とした。カタログではメーカーによって許容日数が異なり，実際の使用状況と違うものもあった。そのため，メーカーのカタログの情報を参考にしたうえでエキスパートオピニオンでは，短期用は2〜3日，中期用は3〜5日，長期用は5〜7日の3分類とした。また，基準となる具体的な製品名を**表5**に示した。

⑤ストーマ孔

ストーマ孔は，はじめから丸く孔があいている既製孔，後からハサミで孔をあける自由開孔，指で孔を押し広げる自在孔があった。また，それぞれ最大有効径に違いがあり，単品系より二品系のほうがサイズは多岐にわたっていた。

ストーマ孔のあけ方は，ストーマサイズと関連しており，適切なサイズの選択は耐久性に影響することから分類上重要と考え，既製孔，自由開孔，自在孔の3分類とした。

(3) 面板機能補助具

補助具（アクセサリー）とベルト連結部に分類した。

①補助具

この分類での補助具は，密着性を確保する目的で使用される練状や板状・リング状皮膚保護剤などを対象とした。患者個々の状況に応じて，使用量や使用範囲が異なるため，どの補助具を選択するかというよりも，補助具の使用の有無が重要と判断し，使用補助具までの分類はしないこととした。また，広義では補助具に含まれる粘着剝離剤や皮膚皮膜剤などは，装具の密着性に関係しないため，今回の装具分類に含めないことにした。

②ベルト連結部

ベルトの使用は面板の密着性，耐久性に関連していることから分類に含めた。ベルト使用にあたっては，ベルト連結部の有無が装具の選択に関連することから，亜分類をベルト連結部とし，仕様をベルトあり，なしに分類した。

(4) フランジ

フランジは，①フランジの構造と②嵌合方式に分類した。

①フランジの構造

フランジの構造は，面板にフランジが固定されている固定型と，面板にフランジが固定されていない浮動型に分類されていた（**表6**）。いずれも面板の柔軟性やストーマ袋の操作性に関連し，装具の耐久性に影響することから，この2分類とした。

②嵌合方式

嵌合方式は，面板側フランジとストーマ袋側フランジの凹凸を嵌め込む嵌合式，嵌合した後にロック機構によって外れないようにできるロック式，粘着剤で貼り付ける粘着式に分類されていた（**表6**）。いずれも面板の柔軟性やストーマ袋の操作性に関連し，装具の耐久性に影響することからこの3分類とした。

(5) ストーマ袋

①ストーマ袋の構造

ストーマ袋の構造は，排泄孔のない閉鎖型，ストーマ袋の下部や上部に排泄孔のある開放型，排泄孔が小さく管状で，逆流防止弁の構造が付帯されている尿路用があった。開放型の大きさは，どのメーカーも似通っているが，入浴用などの小さいもの，術直後やイレオストーマ用の大きいもの，その中間のものがあった（**表7**）。ストーマ袋の構造は，直接，ストーマ装具の耐久性に影響しないものの，用途によって装具選択を左右されることがあることから，閉鎖型，開放型，尿路用の3分類とした。

②ストーマ袋の色

ストーマ袋の色は，透明，半透明，肌色，白色があった（**表7**）。袋の色は直接，ストーマ装具の耐久性に影響しないものの，色によって装具選択を左右されることがある。また単品系装具の場合は正確なセンタリングに影響し，排泄物の漏れの要因となり得ることから必要な分類とし，透明，

1 ストーマ周囲陥凹により頻回な便漏れを繰り返していたケース

> **症例のポイント**
> ①前屈位によりストーマ周囲が深く陥凹する。
> ②ストーマ旁ヘルニアによる腹壁膨隆がある。
> ③ストーマに高さがない。
> ④装具交換は高齢の夫が行わなければならない。

はじめに

本症例は，ストーマ周囲陥凹とストーマ旁ヘルニアによる腹壁の複雑な凹凸によって装具の密着が得られず，装具からの漏れが繰り返し発生していた。そこで，患者がとるあらゆる姿勢でストーマ局所状況をアセスメントしなおし，装具選択を検討し，面板の形状の変更，面板の構造の変更を行った。その結果，装具からの漏れはなくなり安定して貼付できるようになった。

ストーマ周囲陥凹やストーマ旁ヘルニアによる腹壁の膨隆は，体位によりその状況が大きく変化する。そのためあらゆる体位でストーマ局所を観察し，陥凹の深さや腹壁の硬さを十分アセスメントしたうえで装具を選択することが重要となる。

患者プロフィール

患者：70代，女性
家族構成：70代の夫と二人暮らし
身長：145 cm，**体重**：53 kg

ストーマの経過

1週間前からの便秘と腹痛の増強があり受診したところ，S状結腸穿孔が疑われ緊急手術となる。
術後診断名：S状結腸穿孔（糞便性）
術式：ハルトマン手術
ストーマサイトマーキング：腹膜炎により腹部はかなり緊満していたが，術前ストーマサイトマーキングは実施され左上腹部のマーキング部位へ造設された。
ストーマ種類：S状結腸単孔式ストーマ
造設後の問題点：術後は呼吸器管理となり床上安静の状態であった。ストーマサイズは縦24 mm×横23 mm×高さ3 mm，ストーマ周囲皮膚は柔らかく平坦で皺もなく，排泄量も少なかったため，皮膚保護剤の耐久性が短期用で単品系平面装具である「ユーケアー®・TD」25 mm（アルケア；**写真1**）が選択され，3日に1回定期交換していた。術後2週間経過した頃から患者のADLが拡大して，日中坐位の姿勢が多くなり装具の漏れが出現したため，耐久性を持たせるために，単品系凸

写真❶　ユーケアー®・TD　　　　　写真❷　セルケア®1・TDc

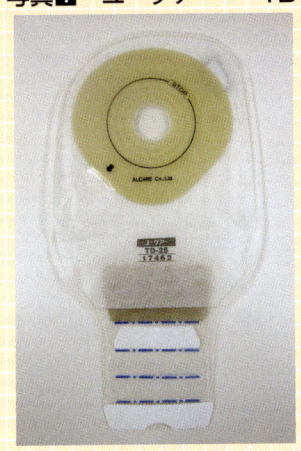

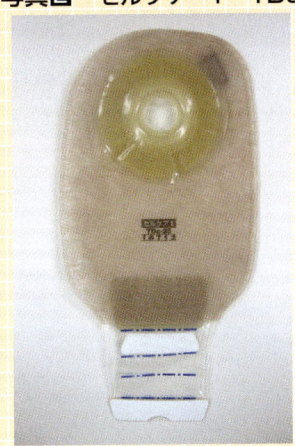

型嵌め込み具内蔵型装具へ変更された。装具は，装具交換を行う夫が一番使いやすかった排出孔である同じメーカーの「セルケア®1・TDc」25 mm（アルケア，凸の高さ4 mm；**写真❷**）が選択された。しかし装具の漏れが改善しないためから装具選択方法についてコンサルテーションがあった。装具交換はいつも仰臥位の姿勢で行われており，坐位や前屈位での腹壁状況が確認されていなかった。漏れは9時方向からが多かった。皮膚保護剤の膨潤は貼付2日目で全周15 mm 程度あり排泄物のもぐり込みもみられた。装具交換は患者がセルフケアを拒否していたため，高齢の夫が行っていく予定であった。

既往歴

2004（平成16）年　房室ブロックにてペースメーカー挿入
2007（平成19）年　皮膚サルコイドーシス（皮膚科フォロー中）
2009（平成21）年　心サルコイドーシス（ステロイド療法開始予定）

ストーマ局所のアセスメント

まず，装具選択を行うために必要なストーマ局所のアセスメントをストーマ・フィジカルアセスメントツールを用いて行った（表1）。

表1　ストーマ・フィジカルアセスメントツール（術後2カ月）

評価段階	アセスメント項目	アセスメント結果	装具選択基準	
Step 1 仰臥位 （下肢を伸展させる）	ストーマの形状	正円形	A2-49	＊1
	ストーマのサイズ（縦径）	19 mm		＊1
	ストーマの高さ	2 mm	A2-59	＊1
	ストーマ周囲皮膚4 cm以内の手術創，瘢痕，骨突出，局所的膨隆	ストーマ近接部全周に粘膜皮膚離開後の瘢痕	A2-78	＊2
Step 2 坐位 （足底を床につける）	ストーマ周囲4 cm以内の腹壁の硬度	12時から5時方向は山型で硬い。その他は柔らかい。	A1-117	＊3
Step 3 前屈位 （背筋の緊張を解き，30度以上前傾し，なおかつ被験者が日常生活でよくとる体位）	ストーマのサイズ（横径）	18 mm		
	ストーマ外周4 cm以内の皮膚の平坦度	陥凹型	A1-115 A1-121	＊4
	ストーマ外周4 cm以内連結しない皺	無		＊5
	ストーマ外周4 cm以内連結する皺	ストーマ尾側から左右に横走する浅い皺あり。	A1-143 A1-145	＊6
Step 4	ストーマの種類	S状結腸ストーマ　単孔式	A1-1，A1-12	＊7
	ストーマの排泄物の性状	有形〜軟便	A1-34	＊8

＊1　ストーマサイズは縦19 mm×横18 mm×高さ2 mmの正円であるが，前屈位の姿勢では，上下の腹壁につぶされ横長に変形する。ストーマは平坦ではないが排泄口は9時方向を向き，高さがない。

＊2　仰臥位時，面板貼付に影響する腹壁の膨隆や骨突出などはみられない。腹壁は非常に柔らかく平坦である。粘膜皮膚接合部全周に粘膜皮膚離開後の瘢痕があるが面板貼付に影響となる凹凸はない。

＊3　ストーマ12時〜5時方向の腹壁はストーマ旁ヘルニアにより山型に膨隆し硬いが，その他の腹壁はとても柔らかい。ストーマ5時方向に深い皺が発生する。

＊4　前屈位によりストーマ周囲が陥凹するとともに，ストーマ12時〜5時方向のストーマ旁ヘルニアによる腹壁の膨隆はさらに強くなる。

＊5　正中創上端からストーマに向かって複数のちりめん状の皺があるが，深さは4 mm以下であり面板貼付に影響となる皺ではない。

＊6　ストーマ尾側から左右に向かって皺が横走するが，伸展可能な浅い皺である。

＊7　S状結腸ストーマ　単孔式

＊8　便の性状は柔らかく有形で1日1〜2回程度便破棄を行う。

皮膚所見 （写真3～7）（術後2カ月頃）

　ストーマ近接部全周に色素沈着と浸軟がみられる。これはストーマ近接部の装具の密着が十分でなく排泄物の接触による皮膚障害や浸軟が繰り返されたためと思われる。またストーマから1横指離れた9時方向にびらんがみられる。剝がした面板の9時方向に便のもぐり込みもあった。前屈位でストーマは陥凹し、ストーマに連結する皺が9時方向に横走し、さらに排泄口が低く9時方向を向いていることから、この部位の平面確保と装具の密着が得られず便がもぐり込み皮膚に接触したことで皮膚障害が出現したと考えられる。皮膚保護剤貼付部は全体的に軽度の色素脱出と皮野の平坦化がみられた。また皮膚は全体的にドライスキンである。

写真3
仰臥位

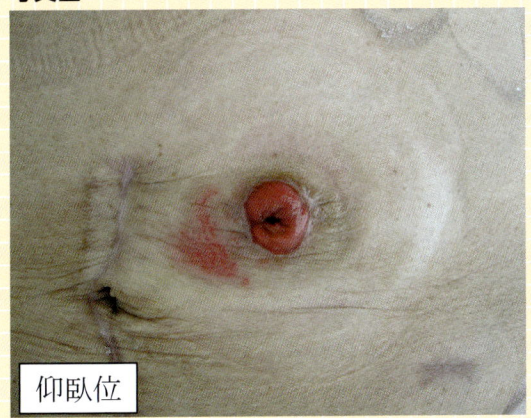

写真4
仰臥位側面

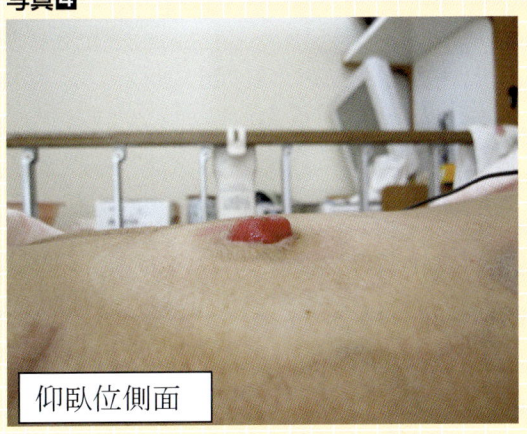

写真5 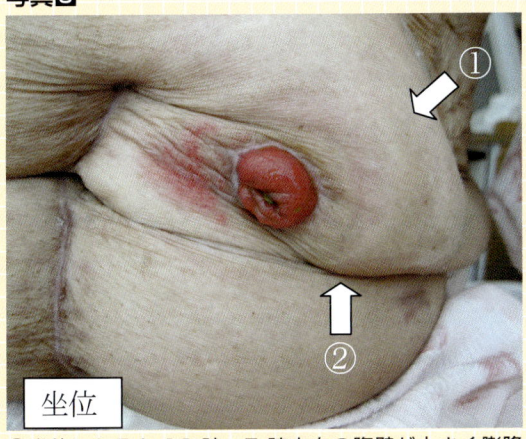
坐位
①坐位になると12時～5時方向の腹壁が大きく膨隆し、②5時方向に深い皺が発生する。

写真6 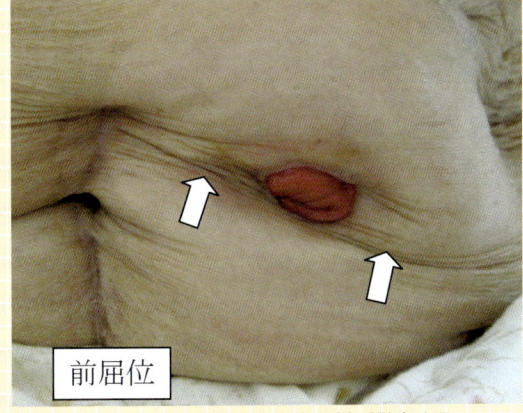
前屈位
前屈によりストーマ尾側から左右に皺が発生する。

写真7

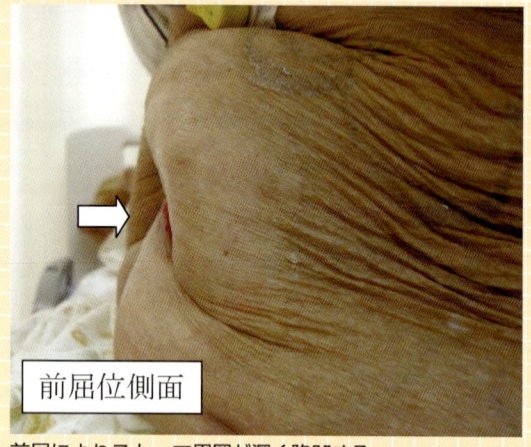

前屈位側面

前屈によりストーマ周囲が深く陥凹する。

ストーマ装具選択

次に，これらのアセスメント結果からストーマ装具選択を行った（**表2**）。

表2　粘着性ストーマ装具の分類

構造分類	亜分類	選択した分類と理由	装具選択基準
1. システム	1）消化管用　尿路用	消化管用	A1-1
	2）単品系　二品系	単品系	＊1
2. 面板	1）面板の形状	凸型	A1-115 A2-59　＊2
	2）面板の構造	全面皮膚保護剤 テーパーエッジ　不織布	＊3
	3）面板の柔軟性	硬い	A1-117　＊4
	4）皮膚保護剤の耐久性	中期用	A1-34　＊5
	5）ストーマ孔	既製孔	A2-49　＊1
3. 面板機能補助具	1）補助具	選択なし	
	2）ベルト連結部	必要	A2-121　＊6
4. フランジ	1）フランジの構造	単品系のため選択なし	
	2）嵌合方式		
5. ストーマ袋	1）ストーマ袋の構造	開放型	A1-12
	2）ストーマ袋の色	透明	＊7
	3）閉鎖具	付帯型	＊8

*1 装具交換は手指巧緻性の低い高齢である夫が行うため，嵌合の必要がなく作業工程ができるだけ少ない単品系を選択した。

*2 前屈位でのストーマ周囲陥凹，ストーマに連結する皺の発生，ストーマに高さがないことから凸型嵌め込み具内蔵型装具を選択した。さらにストーマ近接部の皮膚保護剤の溶解が強く排泄物のもぐり込みがあることから，現在の 4 mm の凸の高さではストーマ近接部に十分な密着が得られていないと考え，凸の高さを 6 mm のものへ変更することとした。凸度が 6 mm の装具…「ノバ 1 フォールドアップコンベックス®」透明 20 mm（ダンサック），「ユーケアー®・TDc」透明 22 mm（アルケア）（写真8）。より深い凸度の面板もあるが，症例は 12 時〜5 時方向の腹壁がストーマ旁ヘルニアにより硬く膨隆しているため，反発や過剰な圧迫を受ける可能性があり中間の凸度を選択した。

*3 加齢に伴うドライスキンがあり，また今後ステロイド療法を予定していることから，さらに皮膚が脆弱になることが予測されたため，皮膚保護性に優れた全面皮膚保護剤を選択した。また山型に膨隆した硬い腹壁に十分追従できる面板が必要と考え，テーパーエッジで支持体が不織布タイプ（写真9），面板の面積がより大きい「ノバ 1 フォールドアップコンベックス®」が適していると考えた。

*4 ストーマ周囲の陥凹部分には硬い面板，ストーマ旁ヘルニアによる山型の腹壁には柔らかい面板が必要であり，両方の効果をもった装具を選択した。

*5 皮膚保護剤は便性が有形から軟便であることから中期用を選択した。

*6 ストーマ近接部は深く陥凹し，周囲は膨隆しているなど凹凸が複雑な腹壁のため，面板の安定性と密着性をより高めるためにベルトの使用が必要と考え，ベルト連結部のある装具を選択した。

*7 今回は装具交換に十分慣れていない夫が装着時にセンタリングしやすい透明タイプを選択した。社会復帰後，患者が肌色を希望する可能性がある場合は，装具選択の際に透明・肌色両タイプの品揃えがあるかを把握しておくと変更がスムーズである。

*8 便破棄は患者自身が行うため，開閉が簡便な付帯型を選択した。

写真8

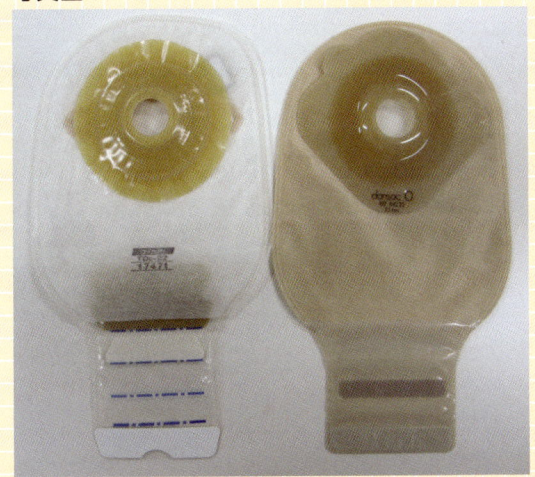

（左：ユーケアー®・TDc，右：ノバ 1 フォールドアップコンベックス®）

写真9 支持体が不織布タイプの面板

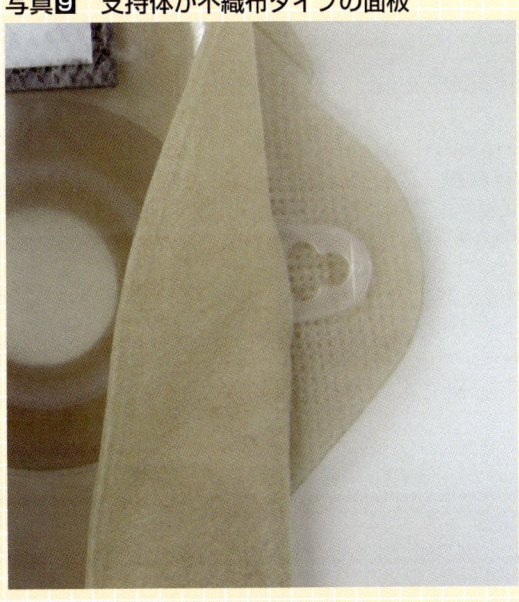

選択した装具

以上の「ストーマ・フィジカルアセスメントツール」と「粘着性ストーマ装具の分類」から次の装具を選択した。
- 「ノバ1フォールドアップコンベックス®」透明 20 mm（ダンサック）
- 「ダンサックベルト®」肌色（ダンサック）（**写真⑩**）

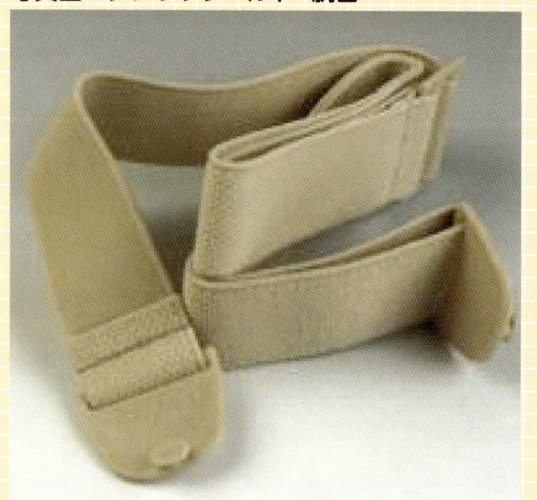

装具変更後の評価と修正

装具の漏れはなくなり3～4日に1回の定期交換が可能となった。しかし退院後のストーマ外来受診時，剥がした面板の9時方向に便のもぐり込みがみられびらんも出現していた。この部分の皺と窪みに，まだ十分な密着が得られていないと考え，部分的に，かつ簡便に密着性を高める目的で，用手形成型皮膚保護剤「アダプト皮膚保護シール®」（ホリスター）を使用した。使用方法は指先分にちぎった「アダプト皮膚保護シール®」（**写真⑪**）を，便のもぐり込みのある9時方向の皮膚に貼付してからストーマ装具を装着する方法とした。また装具装着時はストーマ周囲が平面となる仰臥位の姿勢で行うように指導した。その結果，便のもぐり込みはなくなり4日間の安定した装具装着が可能となった。

考 察

ストーマ周囲が陥凹している場合，陥凹の深さや位置，腹壁の硬さ，ストーマの高さなどによって装具の選択方法が異なってくる。腹壁が柔らかい場合は，凸型装具を選択し腹壁をしっかり固定することで周囲の密着を高めるが，ストーマが埋もれるような深い皺や，腹壁が硬く陥凹部分に凸型装具がうまく密着しない場合は，柔らかい平面装具を選択し凹凸に追従させる方法をとる必要がある。今回の症例では，ストーマ周囲陥凹だけでなく，ストーマ旁ヘルニアによる部分的な腹壁の膨隆や深い皺など，さまざまなストーマ管理困難となる因子を含んでいた。このためストーマ・フィジカルアセスメントツールやストーマ装具の分類にあてはめ，一つずつアセスメントすることで患者に適した装具を導き出せた。

写真⑩ ダンサックベルト®肌色

写真⑪ アダプト皮膚保護シール®

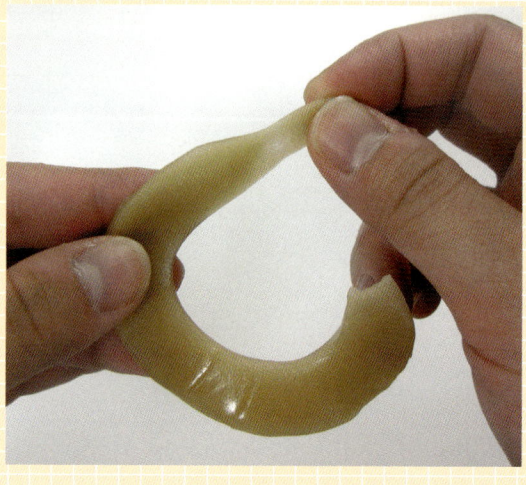

凸型装具を選択した場合に注意することは，面板が硬いため装着時の不快感や，ストーマ近接部を圧迫することによる血流障害の有無も必ず確認する．体重の増減によってもストーマ周囲腹壁の状況は常に変化していくため，定期的にストーマ・フィジカルアセスメントを行っていかなければならない．また，ストーマ周囲陥凹やストーマ旁ヘルニアの出現は，ストーマ位置や手術手技も大きく影響するため，術前ストーマサイトマーキングは術者となる医師と共に行い，臥位，坐位，前屈位での腹壁の状態を一緒に観察しながら造設部位を決定することも重要である．

まとめ

　ストーマ周囲陥凹やストーマ旁ヘルニアは体位によって複雑な腹壁となるため，ストーマ局所の状態をよく診てよく触れてそのストーマにもっとも適した装具を選択していくことが重要である．

文　献
1) 日本ストーマリハビリテーション学会：ストーマリハビリテーション学用語集，金原出版，東京，2003.
2) ストーマリハビリテーション講習会実行委員会：ストーマリハビリテーション実践と理論，金原出版，東京，2006.

【尾崎麻依子】

2 ストーマに連結する深い皺がストーマに覆いかぶさるケース

> **症例のポイント**
> ①ストーマ周囲の皺に追従する柔らかい面板よりも，ストーマ周囲の皮膚を固定密着する硬い面板を選択。
> ②仰臥位で装着することで密着感が得られる。
> ③ストーマ周囲の腹部脂肪層が厚いため，密着性・耐久性を考慮しベルトを使用。

はじめに

ストーマ造設直後の患者は補液やドレーンなどのラインの装着が多く，臥床を強いられる。そのためにストーマ周囲の状態の観察も限られた範囲で行わなければならないことが多い。社会復帰用のストーマ装具選択時にも術後の創部痛が継続し，坐位をはじめとするさまざまな体位での腹壁の状態を確認できず，消化管用単品系平板装具を3日交換としたが，便漏れを生じた。

この症例に対し，体位の変化に応じた皺のアセスメントを行い，適切な装具選択により定期交換が可能となった。

患者プロフィール

患者：70歳代，女性。

ストーマの経過

20××（平成××）年2月，肛門部違和感，下血を主訴に外来受診となる。肛門診を施行，肛門部腫瘤触知があり，下部内視鏡を施行し，直腸がん（R（Rb））と診断される。

術前に放射線ならびに化学療法を施行した。待機手術による腹会陰式直腸切断術，S状結腸単孔式ストーマ造設のため，手術前にストーマ・サイトマーキングを実施した。同年7月，腹会陰式直腸切断術が施行され，マーキング部位にS状結腸単孔式ストーマ造設された。

ストーマは左下腹部に造設され，ストーマサイズは縦33 mm，横35 mm，高さ8 mmで非正円形，仰臥位ではストーマ孔はトップにあり，ストーマ周囲皮膚には皺の発生もみられなかった。ストーマ粘膜には中等度の浮腫がみられた。第1病日より粘膜皮膚縫合部は発赤などの感染兆候もなく，早期合併症はみられなかった。

術後3日目より社会復帰用装具として，消化管用単品系平板装具「ノバ1フォールドアップ®」15-60 mm（ダンサック）を選択し使用し，3日ごとの交換を行った。また，第7病日経過しても創部痛があり，離床はすすまずに臥床していることが多かった

術後10日目ころより創部痛が自制内となり離床がすすみはじめ，経口摂取に伴い水様便～泥状

便の量が増加するころより便漏れを生じはじめた。
　この時点で病棟より，コンサルテーションの依頼があり，介入となる。

既往歴

高血圧があり内服中

ストーマ・フィジカルアセスメントツール

評価段階	アセスメント項目	アセスメント	装具選択基準
Step 1 仰臥位 （下肢を伸展させる）	ストーマの形状	非正円形	A2-49
	ストーマのサイズ（縦径）	33 mm	
	ストーマの高さ	8 mm	A2-59　＊1
	ストーマ周囲皮膚4 cm以内の手術創，瘢痕，骨突出，局所的膨隆	無	
Step 2 坐位 （足底を床につける）	ストーマ周囲4 cm以内の腹壁の硬度	柔らかい	A2-89 B-87
Step 3 前屈位 （背筋の緊張を解き，30度以上前傾し，なおかつ被験者が日常生活でよくとる体位）	ストーマのサイズ（横径）	35 mm	
	ストーマ外周4 cm以内の皮膚の平坦度	山型	A1-115　＊1 A1-117　＊1
	ストーマ外周4 cm以内連結しない皺	無	
	ストーマ外周4 cm以内連結する皺	ストーマ上方に深い皺を生じ覆いかぶさる	A1-143 A1-145 A2-148
	ストーマの種類	S状結腸単孔式ストーマ	A1-1 A2-3　＊1 A2-5　＊1
Step 4	ストーマの排泄物の性状	水様〜泥状便	A1-40 A2-31　＊1 A2-33　＊1

＊1　ストーマの高さが突出しており，ストーマ周囲の皮膚が山型であり，結腸ストーマで有形便の場合は平板装具を選択または推奨するとしている。さらに結腸ストーマで有形便の場合は柔らかい面板を選択することを推奨している。しかし，ストーマに連結する深い皺がストーマに覆いかぶさるようにあり，腹壁の硬度が柔らかいため凸面装具を選択している。

　ストーマの形状は不正形であるが2 mm程度であるため既製孔の装具も可能である。その際，術後はストーマサイズが変化することを考慮していく必要がある。ストーマの高さは8 mmと非突出であり，ストーマ袋で確実に排泄物を受けとめるには10 mm必要と考えるとやや低い。ストーマ周囲皮膚4 cm以内の手術創・瘢痕・骨突出・局所的膨隆・ストーマ4 cm以内連結しない皺は認めない。しかし，前屈位でストーマ上方に横走する深い皺を認める。S状結腸単孔式ストーマであり有形便になると予測される（**写真1〜4**）。

写真❶　仰臥位（術後 14 日目）

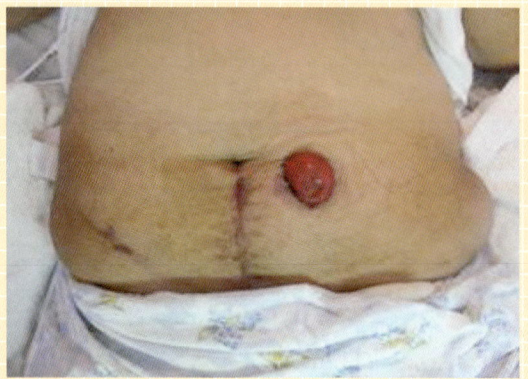

写真❷　前屈位（術後 14 日目）

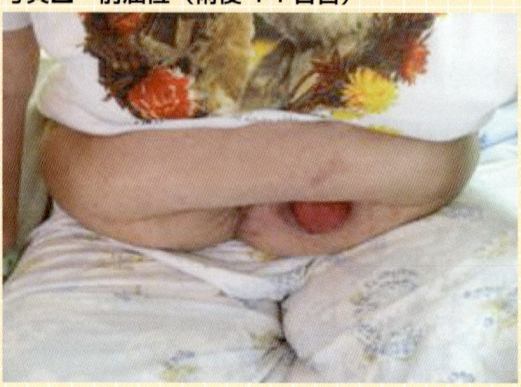

写真❸　立位（術後 14 日目）

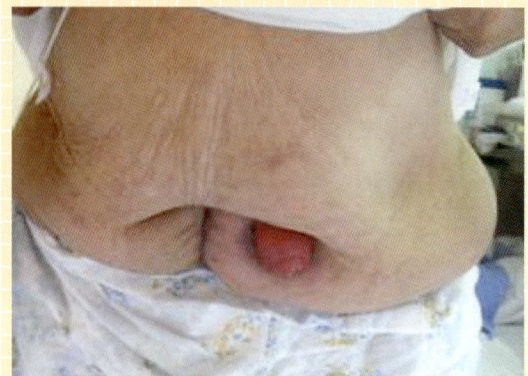

写真❹　坐位（術後 14 日目）

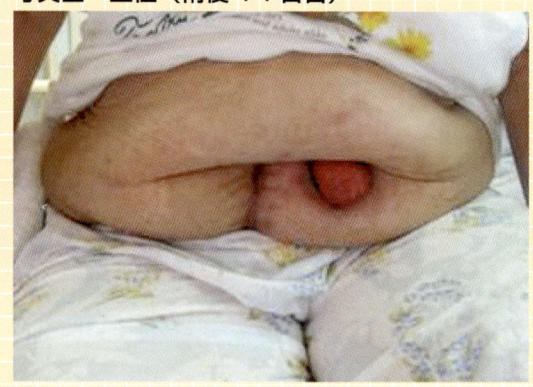

粘着性ストーマ装具の分類

構造分類	亜分類	アセスメント	装具選択基準
1．システム	1）消化管用　尿路用	消化管	A1-1
	2）単品系　二品系	単品系	
2．面板	1）面板の形状	凸面（中間）	B-87　＊1 A1-143
	2）面板の構造	全面皮膚保護剤	
	3）面板の柔軟性	硬い	A1-143 A2-89
	4）皮膚保護剤の耐久性	中期用	A1-34　＊2
	5）ストーマ孔	自由開孔	A2-49　＊3
3．面板機能補助具	1）補助具	なし	
	2）ベルト連結部	あり	A2-149　＊4
4．フランジ	1）フランジの構造		
	2）嵌合方式		
5．ストーマ袋	1）ストーマ袋の構造	開放型	A1-12 A1-40
	2）ストーマ袋の色	透明	＊5
	3）閉鎖具	付帯型	＊6

＊1　ストーマの高さは 8 mm であり十分であると考えるが，坐位時に生じたストーマに覆いかぶさるような柔らかい深い皺に対して平面を得る環境が必要である。深い皺であることから凸面が浅いものでは効果が期待できず，ストーマに高さがあることから深い凸面は必要ないと考え，中間の凸面装具を選択する。装具としては，「ノバ 1 フォールドアップコンベックス®」(ダンサック)，「モデルマフレックス FT 凸面ロックンロール®」(ホリスター)，「モデルマフレックス SF 凸面ロックンロール®」(ホリスター) が想定された（**写真5**）。
　ストーマ外周 4 cm 以内の皮膚の平坦度は山型であるため面板の追従性が求められる。「モデルマフレックス FT 凸面ロックンロール®」(ホリスター) は，外縁部はテープを使用し装着時の違和感を軽減できる。しかし，術前に放射線ならびに化学療法を施行しており皮膚障害を誘発させない全面皮膚保護剤が良いと考え不適応と考えた。「ノバ 1 フォールドアップコンベックス®」(ダンサック) は，面板の辺縁部を薄くし，腹部の皺や窪みに密着できるテーパーエッジ形状であり柔軟性がある面板形状である。

＊2　S 状結腸ストーマであることから現在の水様便は今後，泥状便〜有形便でのコントロールが可能となるため皮膚保護剤の耐久性は短期用から中期用で 3〜4 日の定期交換とした。

＊3　術前に体重減少が見られるものの腹部脂肪層が厚く，術後は体重増加に伴いストーマの横径が大きくなることが予測された。また，手技に問題がないことから面板のストーマ孔は自由開孔とした。

＊4　ストーマ周囲の腹部脂肪層が厚いため，密着性・耐久性を考慮しベルトを使用した。

＊5　便漏れには，ストーマを直視して確実にストーマ装具を装着できるようにストーマ袋の色は透明とした。

＊6　セルフケアを行う意思が患者に強く，簡便な装具を希望していることから，単品系装具で閉鎖具は付帯型とした。付帯型もメーカーにより特徴があるため患者に使用感を体験していただいた。

写真❺　候補にあげた装具

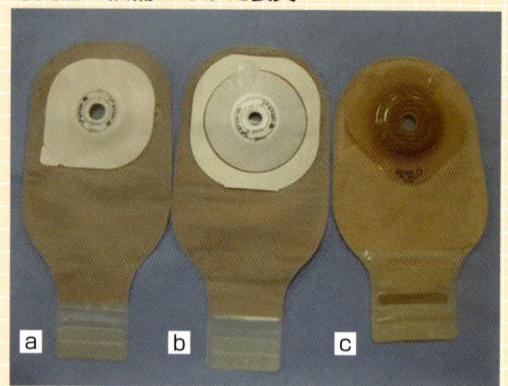

ⓐ「モデルマフレックス SF 凸面ロックンロール®」
　15-38 mm
ⓑ「モデルマフレックス FT 凸面ロックンロール®」
　13-38 mm
ⓒ「ノバ1フォールドアップ®」15-37 mm

写真❻　選択した装具

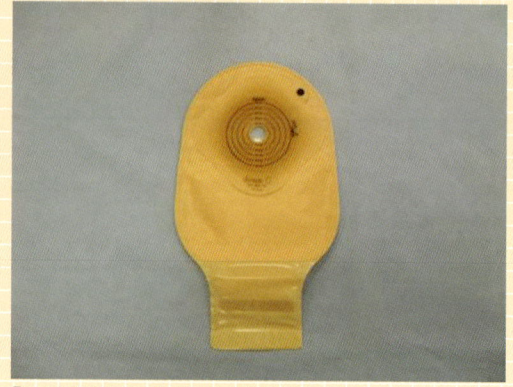

「ノバ1フォールドアップ®」15-37 mm

ストーマ装具選択と考察

　本来，装具選択を行う場合は仰臥位のみでなく，坐位・前屈位・立位など生活上の体位の変化による腹壁の形状を観察し考慮した装具選択を行うべきである。しかし，本症例では術後の創部痛が強く，仰臥位での確認のみしか行われていなかった。ただ，仰臥位では，ストーマ周囲は平面が得られ装具装着による問題はないように見受けられることが多い。本症例では創部痛が軽快し離床がすすむことで，坐位時の腹壁の状況はストーマに連結する深い皺が生じ，ストーマに覆いかぶさるようになっていた。また，前屈位では，その皺がさらに深くなり装具装着のための平面を得られにくい環境にあり，加えて水様便であることが漏れの原因となったと考えられる。

　上記を考慮し，考えられた装具は，「ノバ1フォールドアップ®」15〜37 mm（ダンサック），「モデルマフレックス FT 凸面ロックンロール®」13〜38 mm（ホリスター），「モデルマフレックス SF 凸面ロックンロール®」15〜38 mm（ホリスター），「アシュラコンフォートコンベックス EC®」（コロプラスト），「アシュラコンフォート LC-EC®」（コロプラスト），「アクティブライフドレインパウチ CD®」（コンバテック），「ユーケアー・TDC®」36（アルケア），「プロケアー1・プレカット DC®」36（アルケア）であった。

　ストーマの高さは 8 mm であり十分であると考えるが，坐位時に生じたストーマに覆いかぶさるような柔らかい腹壁の深い皺に対して平面を得る環境が必要である。深い皺であることから凸面が浅いものでは効果が期待できず，ストーマに高さがあることから深い凸面は必要ないと考え，中間の凸面装具を選択する。装具としては，「ノバ1フォールドアップ®」（ダンサック），「モデルマフレックス FT 凸面ロックンロール®」（ホリスター），「モデルマフレックス SF 凸面ロックンロール®」（ホリスター）が想定された。

　セルフケアを行う意思が患者に強く，簡便な装具を希望していることから，単品系装具で閉鎖具は付帯型とした。ストーマ袋の閉鎖具は 3 製品とも付帯型である。患者に使用感を体験していただき，「ノバ1フォールドアップ®」15〜37 mm（ダンサック）を選択した。ストーマの大きさは変化していくことが予測され，また，手技に問題がないことから面板のストーマ孔は自由開孔とした。

また，便漏れには，ストーマを直視して確実にストーマ装具を装着できるようにストーマ袋の色は透明とした。
　Ｓ状結腸ストーマであることから現在の水様便は今後，泥状便〜有形便でのコントロールが可能となるため皮膚保護剤の耐久性は短期用〜中期用で3〜4日の定期交換とした。また，ストーマ周囲の腹部脂肪層が厚いため，密着性・耐久性を考慮しベルトを使用した。
　坐位で生じるストーマに覆いかぶさる腹壁の皺を伸ばしながらの装具装着は困難であったため，仰臥位での家族による装着により密着感を得るようにした。
　この装具を使用し，セルフケアも問題なく，退院後も3〜4日での定期交換が可能となっている。

考察

　本来，装具選択を行う場合，仰臥位ではストーマ周囲は平面が得られ装具装着による問題はないように見受けられることが多いため，仰臥位のみでなく坐位・前屈位・立位など生活上の体位の変化による腹壁の形状を観察し考慮した装具を選択するべきである。しかし，本症例では術後の創部痛が強く，仰臥位での確認のみしか行われていなかった。術後，最初に選択された「ノバ1フォールドアップ®」（ダンサック；**写真6**）は，単品系で全面皮膚保護剤の装具である。ストーマ周囲の皺に追従する効果は期待できるが，ストーマ周囲の皮膚を固定密着するには不適応である。
　本症例では創部痛が軽快し離床がすすむことで，坐位時の腹壁の状況はストーマに連結する深い皺が生じ，ストーマに覆いかぶさるようになっていた。また，前屈位では，その皺がさらに深くなり装具装着のための平面を得られにくい環境にあり，加えて水様便であることが漏れの原因となったと考えられる。このようなストーマ周囲の皺に対しては，ストーマ周囲の皺に追従する柔らかい面板よりも，ストーマ周囲の皮膚を固定密着する硬い面板が選択される。また，ストーマ装具装着時の体位は，坐位でストーマ周囲の皺を伸ばしてのストーマ装具の装着は困難と考え，仰臥位で家族が装着することで密着感が得られるようにした。今後は，本人が行える方法を検討していく必要がある。

まとめ

　ストーマの高さが突出し，ストーマ周囲の皮膚が山形であり，結腸ストーマで有形便の場合は平板装具を選択することが推奨される。しかし，本症例のようにストーマに連結する深い皺が，ストーマに覆いかぶさるように生じる場合は，凸面装具とベルトの使用により密着が得られる装具を選択することで便漏れを生じることなく定期的な交換が可能となる場合がある。今後は，凸面装具の使用によりストーマ近接部に凸面による圧迫痕などを生じる可能性があるため経過観察が必要である。また，体重増加が懸念されるため，腹壁の変化によりストーマ周囲に陥凹が認められる場合は用手形成型皮膚保護材などの使用を考慮していく必要がある。

【花田　正子】

③回腸双孔式ストーマ造設後の多量な排泄物により皮膚障害を発生したケース

> **症例のポイント**
> ①水様便の排泄が多量である。
> ②がん性腹膜炎に関連して腹水貯留があり，やや硬い腹壁である。
> ③双孔式ストーマの肛門側の排泄口の高さがスキンレベルである。

はじめに

　回腸ストーマからの排泄物は，水様で量が多いために，皮膚保護剤の溶けが早いことによってストーマ管理困難を生じやすい。今回，がんの腹膜播種で腸閉塞となり，回腸に双孔式ストーマ造設術を施行した症例にストーマ近接部皮膚障害が発生した。腸管の水分吸収能が低下し，排泄物のコントロールが困難であったため水様便の排泄が多量であったこと，腹水貯留によりやや硬い腹壁であったこと，さらに双孔式ストーマの肛門側排泄口がスキンレベルであったことに注意すべき症例であった。つまり，装具選択の際には，排泄物の性状と量から起こりうる皮膚障害を予測して，粘着力や形状を含めて，近接部を保護できる皮膚保護剤を早期から選択する必要があった。

患者プロフィール

患者：70歳代，女性。

ストーマの経過

1．現病歴から手術まで

　2008（平成20）年，子宮がんの腹膜播種にて，腹式子宮全摘出術および両側卵巣摘出術と化学療法を施行した。2010（平成22）年4月に腸閉塞のため入院となった。S状結腸に狭窄があり，待機手術で回腸双孔式人工肛門造設術が施行された。ストーマサイトマーキングは右下腹部でストーマは同部位に造設された（**写真❶**）。術後の腹部はやや硬めで膨満していた。BMIは19で，皮下脂肪も少なかった。

2．術後から術後2週間目

　術後ストーマケアは，KG系単品系装具「ポスパック・K®」70 mm（アルケア）の毎日交換を行った。第4病日より水様便の排泄が1,500 mL以上／日あり，CPB系二品系装具「アシュラセルフプレートG®」50 mm＋「イレオストミーパウチT（透明）®」50 mm ❶（コロプラスト）でイレオストミー

写真1

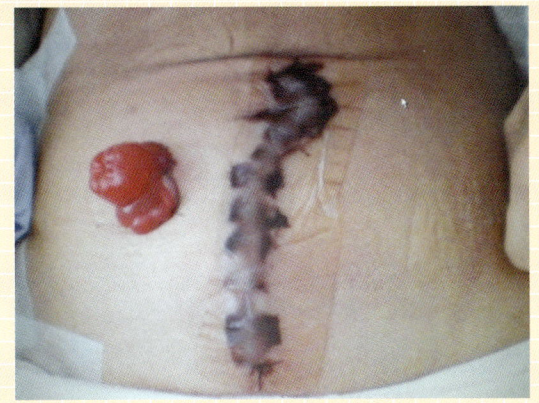

第3病日

写真2

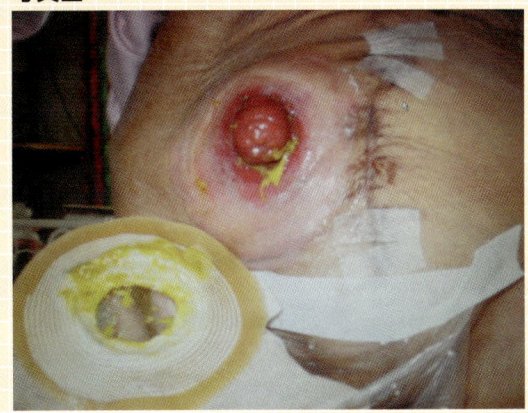

第11病日：近接部に全周性のびらんが発生し，粉状皮膚保護剤，用手形成型皮膚保護剤の順にアクセサリーを使用した。

写真3

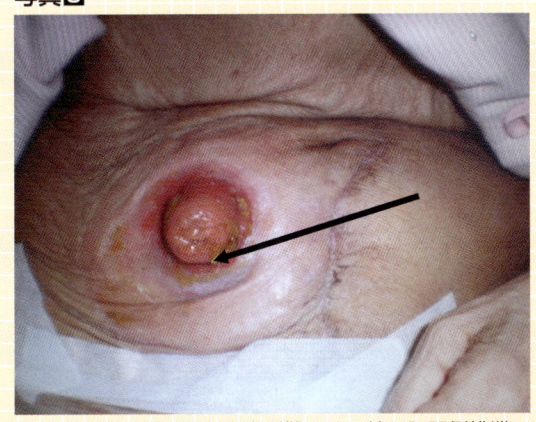

第24病日：びらんの治癒が難しく，特に肛門側排泄口付近のびらんが強いため，ここでリング状皮膚保護剤内蔵型装具に変更した。

用のストーマ袋とし，便処理のセルフケア指導を行った。交換は3日目交換としたところ，第11病日に近接部に全周性の発赤・びらんが発生し，面板には全周性に便の潜り込みがみられたため，ドレナージバッグを接続し排泄物のドレナージを図った。しかし，残渣物によるドレナージ不良や本人の希望から中止し，開放型袋で便処理をすることとした。びらん部位には粉状皮膚保護剤「バリケアパウダー®」❷（コンバテック・ジャパン）を散布したところやや改善がみられた（**写真2**）。

3．術後2週間目から4週間目まで

第17病日，装具から毎日漏れ，近接部瘙痒感を訴えた。ストーマサイズは長径25mm，短径22mm，口側排泄口の高さは15mm，肛門側排泄口はスキンレベルであった。びらんは肛門側排泄口が位置するストーマ4時～8時方向で強く，この部位を用手形成型皮膚保護剤「アダプト皮膚保護シール®」❸（ホリスター）にて補正して面板を貼付した。この頃，小腸の水分吸収能低下により，

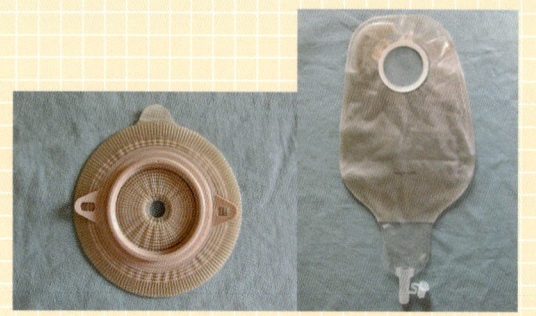

❶アシュラセルフプレート G® 50 mm＋イレオストミーパウチ T（透明）® 50 mm（コロプラスト）

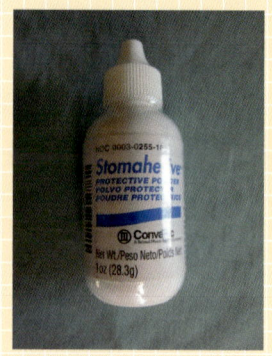

❷バリケアパウダー®（コンバテック・ジャパン）

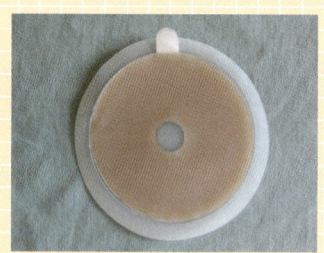

❸アダプト皮膚保護シール®（ホリスター）

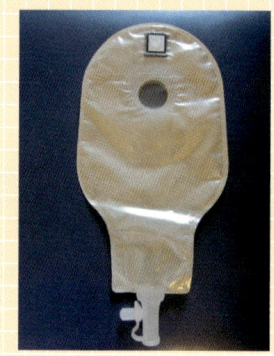

❹ノバ 1 ソフトコンベックスイレオストミーパウチ® 25 mm（ダンサック）

　排泄量は 2,000～2,800 mL，低 Na 血症であり，末梢静脈点滴にて水分や電解質を補っていた。
　第 24 病日，びらんが続き，瘙痒感やツッパリ感の訴えがあるため，CPB 系単品系リング状皮膚保護剤内蔵型装具「ノバ 1 ソフトコンベックスイレオストミーパウチ®」25 mm❹（ダンサック）に変更し 2 日ごと交換としたところ，ストーマ 4 時～8 時方向に軽度のびらんを残し，他の部位は治癒した（**写真❸**）。

ストーマ・フィジカルアセスメントツール

以上の経過の中で，術後2週間目に皮膚障害が生じているため，この時点でのストーマのフィジカルアセスメントを行った[1]。さらに，「装具選択基準」を参考に装具選択の根拠をあげる[3]。

評価段階	アセスメント項目	アセスメント	装具選択基準
Step 1 仰臥位 （下肢を伸展させる）	ストーマの形状	正円に近い	A2-49
	ストーマのサイズ（縦径×横径）	25 mm×22 mm	
	ストーマの高さ	口側 15 mm 肛門側 0 mm	A2-59　＊1
	ストーマ周囲皮膚4 cm以内の手術創，瘢痕，骨突出，局所的膨隆	ストーマ3時方向30 mmの場所に正中創がある。 坐位時に細かい腹壁の皺がある。	
Step 2 坐位 （足底を床につける）	ストーマ周囲4 cm以内の腹壁の硬度	やや硬い（少量であるが腹水貯留あり）。	A2-87
Step 3 前屈位 （背筋の緊張を解き，30度以上前傾し，なおかつ被験者が日常生活でよくとる体位）	ストーマのサイズ（横径）	―	
	ストーマ外周4 cm以内の皮膚の平坦度	外周2 cmまではほぼ平坦。	
	ストーマ外周4 cm以内連結しない皺	無	
	ストーマ外周4 cm以内連結する皺	無	
Step 4	ストーマの種類	回腸双孔式	A1-1，A1-6，A2-3　＊2，A2-5
	ストーマの排泄物の性状	水様便	A1-34，A1-40，A2-5，A2-29，A2-31　＊2，A2-33

＊1　口側ストーマに高さがあったため突出ストーマとして平面装具を最初選んでいたが，装具の頻回の漏れに伴い，リング状皮膚保護剤内蔵型装具とした。

＊2　回腸ストーマであること，水様便であることから凸型装具の選択が推奨されている。今回はリング状皮膚保護剤内蔵型装具使用にて安定した装着ができた。

粘着性ストーマ装具の分類

術後2週間経過時,症例は最初に使用していたCPB系二品系装具「アシュラセルフプレートG®」50 mm＋「イレオストミーパウチT（透明)®」50 mm（コロプラスト）からCPB系単品系リング状皮膚保護剤内蔵型装具「ノバ1ソフトコンベックスイレオストミーパウチ®」25 mm（ダンサック）に変更している。

構造分類	亜分類	アセスメント	装具選択基準
1．システム	1）消化管用　尿路用	消化管用	A1-1
	2）単品系　二品系	単品系	＊1
2．面板	1）面板の形状	リング状皮膚保護剤内蔵型	A2-3，A2-5　＊2
	2）面板の構造	単品系・浮動型	＊3
	3）面板の柔軟性	嵌合のない単品系装具	＊4
	4）皮膚保護剤の耐久性	中期用	A1-6，A1-34　＊5
	5）ストーマ孔	既製孔	＊6
3．面板機能補助具	1）補助具	リング状皮膚保護剤内蔵型装具	A2-8　＊7
	2）ベルト連結部	なし	＊8
4．フランジ	1）フランジの構造	単品系・浮動型	＊9
	2）嵌合方式	嵌合のないもの	＊10
5．ストーマ袋	1）ストーマ袋の構造	イレオストミー用で排泄孔がキャップタイプのストーマ袋	＊11
	2）ストーマ袋の色	いずれは肌色を紹介したい	＊12
	3）閉鎖具	排泄孔がキャップ式のもの	

＊1 最初に二品系を使用。びらんが強い肛門側排泄口が位置するストーマ4時～8時方向に, 用手形成型皮膚保護剤にて補正して面板を貼付したが, 単品系に変更した。
　　理由：腹水貯留による腹部膨満傾向があり, 嵌合のない単品系装具のほうが腹壁に追従すると考えたため。
＊2 平坦（フラット）な面板からリング状皮膚保護剤内蔵型へ変更した。
　　理由：水様便が多量であり, ストーマ近接部の皮膚保護が平面の面板では難しいため。
＊3 最初は二品系・固定型・ロック式のため嵌合があり, 腹壁の追従性は, やや乏しかったが, 単品系・浮動型に変更した。
　　理由：＊1と同様
＊4 フランジがあることで追従性に乏しかったため, 活動性が上がっていくにつれて腹壁に追従する面板が望ましくなり, 嵌合のない単品系装具に変更した。
　　理由：嵌合のない単品系装具のほうが腹壁に追従しやすいため。
＊5 回腸ストーマ, 水様便のために中期用を使用した。水様便が長期化するなら, 長期用がよいか。（3～4日交換を目指した場合）
　　理由：水様便のため短期交換用ではないものを選択しようとしたため。
＊6 フリーカット・初孔ありのものから既製孔の装具へ変更した。ストーマが正円形なので, サイズが落ち着けば既製孔使用が可能であった。
　　理由：凸型嵌め込み具内蔵型装具は, 既製孔の装具のほうが, 近接部を効果的に保護できるため。ただし, 今回はリング状皮膚保護剤内蔵型を使用した。
＊7 用手形成型皮膚保護剤使用からリング状皮膚保護剤内蔵型装具へ変更した。
　　理由：シンプルケアとしたため。
＊8 必要があればベルトの使用も検討の予定。
　　理由：活動性があがり, リング状皮膚保護剤内蔵型装具だけでは, 面板の連続貼付が困難になった場合を考慮したため。
＊9 二品系・固定型から単品系・浮動型へ。
　　理由：＊1と同様
＊10 ロック式から単品系のため嵌合のないものへ変更した。
　　理由：＊1と同様
＊11 本人が便処理に慣れているイレオストミー用で, 排泄孔がキャップタイプのストーマ袋が望ましい。
　　理由：便の性状が水様性であり, キャップ式のほうが便処理時の操作性がよいため。
＊12 入院中は透明であるが, 本人の希望を考慮するといずれは肌色を紹介したい。
　　理由：入院中は, 装具装着のしやすさや観察のしやすさから透明タイプを選んだが, 社会復帰後は本人の希望に沿うものとするため。

ストーマ装具選択

1. 面板の選択について

　術後早期に，CPB系二品系装具「アシュラセルフプレートG®」50 mm＋「イレオストミーパウチT（透明)®」50 mm（コロプラスト）の3日目交換としたところ水様便の排泄が多量となり，近接部に全周性の発赤・びらんが発生し，面板には全周性に便の潜り込みが見られた。小腸からの排泄物により皮膚保護剤が溶け，皮膚障害を起こしていた。びらん部位には粉状皮膚保護剤「バリケアパウダー®」（コンバテック・ジャパン）を散布したところやや改善がみられた。

　しかし術後2週間以上経過した頃，やはり便が漏れびらんが発生した。びらんは肛門側排泄口が位置する4時〜8時方向で強く，ストーマ浮腫が軽減し肛門側排泄口がスキンレベルになったことが要因と考えたため，この部位を用手形成型皮膚保護剤「アダプト皮膚保護シール®」（ホリスター）にて補正して面板を貼付した。その後1週間経過してもびらんが改善しないためCPB系単品系リング状皮膚保護剤内蔵型装具「ノバ1ソフトコンベックスイレオストミーパウチ®」25 mm（ダンサック）の2日目交換使用に変更したところようやく改善がみられた。

　あるいは，凸面の深さがあり形状の安定した，凸型嵌め込み具内蔵型装具「アシュラセルフプレートAC®」❺，「センシュラ2プラスプレート®」❻を用いればもっと早期にびらんが改善した可能性がある。これら2つの装具は二品系であるが，単品系の装具も同じ効果が得られると考える。ただ

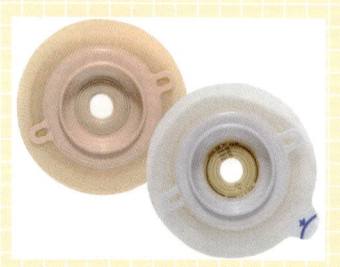

❺左：アシュラセルフプレートAC®（コロプラスト）

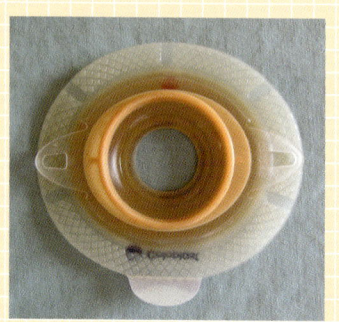

❻センシュラ 2 プラスプレート®（コロプラスト）

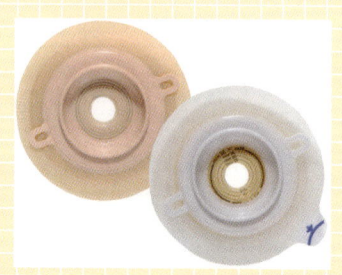

❼右：アシュラセルフプレートクリアーAC®（コロプラスト）

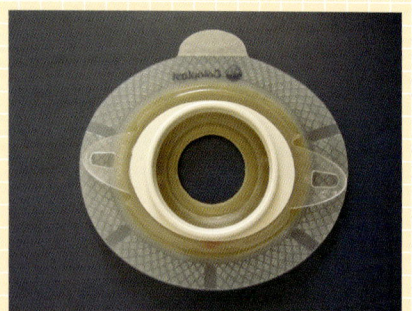

❽センシュラ 2Xpro プラスプレート®（コロプラスト）

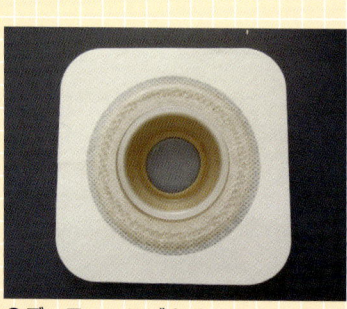

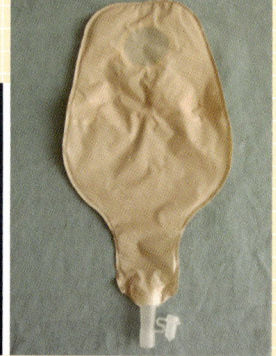

❾デュラヘーシブナチュラCフランジ®＋バリケアナチュライレオストミーパウチ®（コンバテック・ジャパン）

し，やや硬い腹壁であったため，凸の浅い単品系装具のほうが追従性はあった。

さらに，皮膚保護剤耐久性の面からみると，中期用の皮膚保護剤「アシュラセルフプレート G®」（コロプラスト）や「ノバ1®」（ダンサック）を選択していたが，長期用のもの（さらに凸型嵌め込み具内蔵型装具）「アシュラセルフプレートクリアーAC®」❼・「センシュラ 2 Xpro プラスプレート®」❽（コロプラスト），「デュラヘーシブナチュラ C フランジ®」❾（コンバテック・ジャパン）などを選択することで，びらんに対処できた可能性がある。

症例は，中期用の皮膚保護剤付装具を毎日交換することで，正常な皮膚に対して剝離刺激を繰り返し皮膚保護剤貼付部の皮野は軽度の菲薄化が見られていた。密着性の高い長期用の皮膚保護剤付装具使用により頻回な装具交換を避けることができた可能性もあった。

まとめ

本症例は，管理的合併症としてストーマ近接部皮膚障害が起こり皮膚管理に難渋した。用手形成型皮膚保護剤使用により改善が見られたが，排泄量のコントロールが難しく，排泄量が減少しなかったことが装具の溶けやすさにつながり，また肛門側排泄口の高さがなかったことも，びらんの治癒を妨げた。この点では，回腸ストーマでは凸面装具が推奨されるという装具選択基準を受けて，早期に凸面装具の使用をしていれば皮膚障害を避けることができたかもしれない。今回の症例では，腹壁の硬さもあったことから，凸の浅い単品系装具であるリング状皮膚保護剤内蔵型装具を比較的短期（2日程度）に交換することで皮膚障害改善へつながった。

文　献

1) 山田陽子, 松浦信子, 末永きよみ, 他：適正なストーマ装具選択のためのストーマ・フィジカルアセスメントツール作成の試み. 日本ストーマ・排泄会誌, 25（3）：113-123, 2009.
2) 熊谷英子, 大村裕子, 山本由利子, 他：ストーマ装具選択に必要な装具分類. 日本ストーマ・排泄会誌, 25（3）：103-112, 2009.
3) 大村裕子, 秋山結美子, 石澤美保子, 他：社会復帰ケアにおけるストーマ装具選択基準の一提案. 日本ストーマ・排泄会誌, 25（3）：133-146, 2009.

【水島　史乃】

④ストーマに連結する皺のある回腸導管のケース

> **症例のポイント**
> ①体位変換をすると皺が深く出て，装具の密着性が悪くなる。
> ②面板の形状は腹壁の硬度と皮膚の平坦度で凸度と幅を選択すると有効だった。

はじめに

今回，社会復帰用装具選択を行うにあたり，ストーマに連結する皺のある回腸導管にストーマ・フィジカルアセスメントツールを使用し，装具選択基準に照らし合わせて面板の形状を凸型中度，凸幅1cmの製品を選択したところ，良好な管理を行えた。

患者プロフィール

患者：74歳，女性。身長160cm，体重54Kg，BMI 21.1。
既往歴：虫垂切除（19歳），子宮全摘除術（33歳）。

ストーマの経過

疾患：膀胱がん。
手術：膀胱全摘除術。回腸導管造設の予定で手術7日前に転院されてきた。
ストーマサイトマーキング：手術5日前にストーマサイトマーキングを実施した。腹部脂肪層は2cm（臍の横）で腹壁は柔らかく，虫垂切除と子宮全摘除術の瘢痕が**写真2**のようにみられた。本人

写真1 手術5日前の状態・坐位 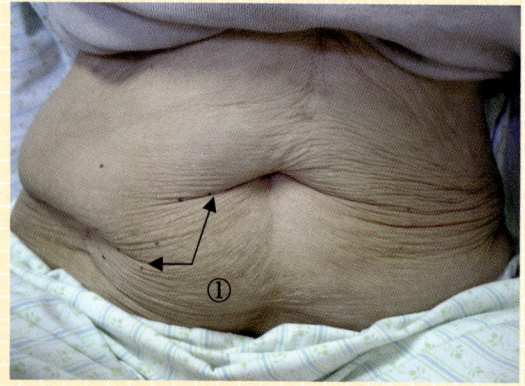
①手術の瘢痕でできる皺（坐位）

写真2 マーキング：臥位 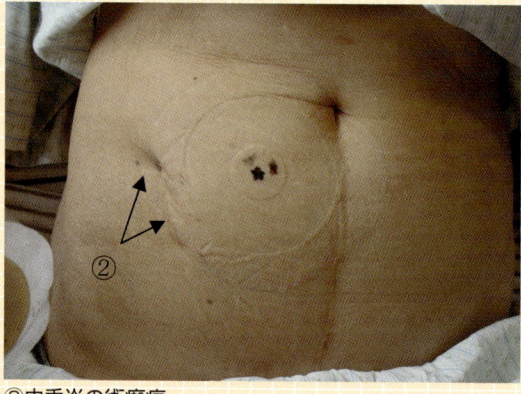
②虫垂炎の術瘢痕

が見ることができ，坐位にて生じる皺（**写真1**）を避け，装具装着をして皺をのばすことができる位置とした。

ストーマ造設の位置：ストーマはマーキングの位置に造設された。術直後のストーマは，29×30 mm，高さ10 mm（手術室にて計測）。また，腹部の状態，肥満度，脂肪層の厚さなど，マーキング時と変わりはなかった。

術後，仰臥位にてストーマに高さがあること，ストーマ装具装着面に皺・瘢痕がないこと，ステント留置中であったため操作が容易な単品系の「サージドレーンオープントップ®」（アルケア）を3日ごとの交換で管理していたが，離床がすすむとともにストーマ8時〜9時方向の尿漏れで頻回交換となったため，術後8日目に病棟看護師よりケア介入依頼を受けた。

ストーマ・フィジカルアセスメントツール （**表1**，**2**）

病棟ではベッド上仰臥床で装具交換を行っていた。腹部の状態は仰臥位では**写真3**のようにストーマに高さがあり，既往の瘢痕もストーマ面板貼付部にかからず局所管理上問題ないように見える。しかし，坐位では**写真4**のようにストーマに連結する深い皺が9時方向に入り，腹壁は膨隆のためストーマ近接部は陥凹する。ストーマ装具が頻回に漏れる原因は体位による腹壁の変化と皺が影響していると考え，ストーマ・フィジカルアセスメントを行い，社会復帰用装具を選択した。

写真3 臥位正面（術後12日目）

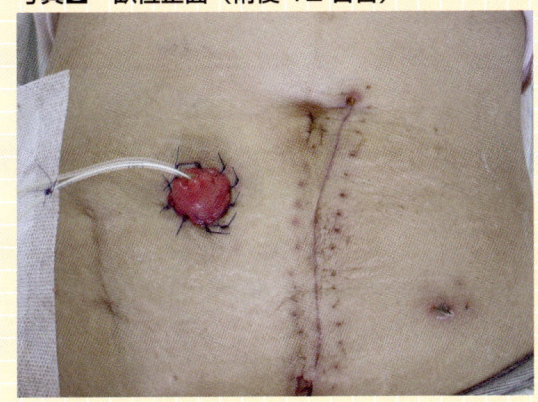

写真4 坐位正面（術後12日目）

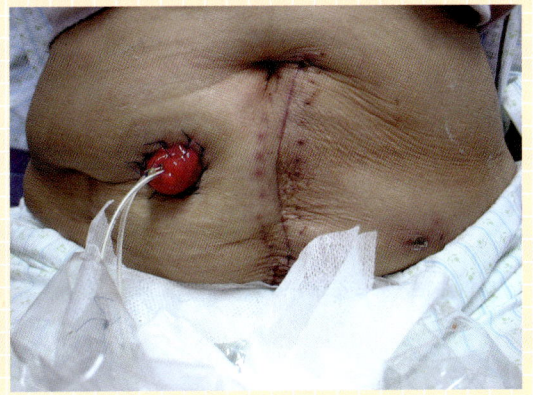

評価段階	アセスメント項目	アセスメント	装具選択基準
Step 1 仰臥位 (下肢を伸展させる)	ストーマの形状	正円	A2-49
	ストーマのサイズ(縦径)	26 mm	
	ストーマの高さ	8 mm	*1
	ストーマ周囲皮膚4cm以内の手術創,瘢痕,骨突出,局所的膨隆	無	
Step 2 坐位 (足底を床につける)	ストーマ周囲4cm以内の腹壁の硬度	普通	
Step 3 前屈位 (背筋の緊張を解き,30度以上前傾し,なおかつ被験者が日常生活でよくとる体位)	ストーマのサイズ(横径)	27 mm	
	ストーマ外周4cm以内の皮膚の平坦度	陥凹型	A1-115, A1-117 B-118 *2
	ストーマ外周4cm以内連結しない皺	無	
	ストーマ外周4cm以内連結する皺	深い皺	A1-143, A1-145 *3
Step 4	ストーマの種類	回腸導管	A1-1, A1-6, A1-12
	ストーマの排泄物の性状	淡黄色尿	A1-34, A1-40, B-35

*1 突出ストーマには平坦装具を選択することを推奨されている(A2-59)が,ストーマ周囲の陥凹(A1-115)とストーマに連結する皺があるため凸型装具を選択した(A1-143)。

*2 ストーマ周囲が陥凹しているストーマには,ベルトを使用することが推奨(A2-121),アクセサリーを選択することを考慮する(B-120)とされているが,装具装着時の安定性で評価し使用しなかった。

*3 ストーマに連結する深い皺がある場合,ベルトを使用することが推奨(A2-149),アクセサリーを選択することを考慮する(B-148)とされているが,装具装着時の安定性で評価し使用しなかった。

粘着性ストーマ装具の分類

構造分類	亜分類	アセスメント	装具選択基準
1．システム	1）消化管用　尿路用	尿路用	A1-1，A1-12，A2-29
	2）単品系　二品系	二品系	＊1
2．面板	1）面板の形状	凸型：中間	A1-115，A1-143，＊2
	2）面板の構造	全面皮膚保護剤 テーパーエッジ	A1-117，A1-145，A2-5　＊3
	3）面板の柔軟性	硬い	A1-117，A1-145，A2-5　＊4
	4）皮膚保護剤の耐久性	中期用	A1-6，A1-34，B-118　＊5
	5）ストーマ孔	既製孔	A2-49，B-35　＊6
3．面板機能補助具	1）補助具	使用せず	B-120，B-148　＊7
	2）ベルト連結部	使用せず	A2-121，A2-149　＊8
4．フランジ	1）フランジの構造	浮動型	
	2）嵌合方式	嵌合式	
5．ストーマ袋	1）ストーマ袋の構造	尿路型	A1-12，A1-40
	2）ストーマ袋の色	透明	
	3）閉鎖具	ダブルロック機能	

＊1　ストーマが直視でき装具装着しやすいために二品系にした。
＊2　ストーマに連結する皺があり，腹壁の硬度は普通であり，ストーマ近接部のみが陥凹していたため凸度が中間で凸幅の狭いものとした。
＊3　腹壁は体位による変化があるため，面板面積が小さく腹壁に沿うように外縁部分の皮膚保護剤が薄くなっているテーパーエッジのものとした。
＊4　ストーマ周囲皮膚が陥凹しており，ストーマに連結する皺があることにより硬い面板：全面皮膚保護剤とした。
＊5　尿路ストーマでストーマ周囲が陥凹しているため中期用とした。
＊6　尿路ストーマでほぼ正円に近い形状であり，凸型の密着が高くなるよう既製孔とした。
＊7,8　ベルトとアクセサリーは硬い面板で腹壁を安定させ，凸度でストーマ近接部を密着させることで装具の安定が得られたため使用せず。

ストーマ装具選択

ストーマ・フィジカルアセスメント結果を装具選択基準に照らし合わせ，以下の検討を行った。
(1) ストーマの種類と形状より既製孔が推奨される。
(2) 腹壁の平坦度が陥凹型であること。
(3) ストーマに連結する皺があることより凸型で硬い面板を選択する。
(4) 尿路ストーマであることより耐久性が中期用から長期用の皮膚保護剤の選択と硬い面板を選択することが推奨された。

また，ストーマ周囲が陥凹しているストーマとストーマに連結する皺があることよりベルトの使用が推奨された。尿路ストーマであることからベルトの使用を考慮してよいとされた。

以上より，「尿路用ストーマ装具」，「凸型で硬い面板」，「皮膚保護剤は中期から長期用の装具」が選択基準となった。この結果から，以下のような装具の選択が導き出された。

・アルケア：①「セルケア2・Fc®」+「セルケア2・U®」，②「ユーケア2・Fuc®」+「ユーケア2・U・プロケア2・Fc ウロ+プロケア2・U®」，③「プロケア1・Uc®」
・コロプラスト：①「センシュラ2Xpro プラスプレート®」+「センシュラ2ウロ®」，②「アシュラセルフプレートLC®」+「アシュラロックパウチUシリーズ®」，③「アシュラウロバックU・Fit クリアーLC®」
・コンバティック：①「バリケアナチュラフランジ®」+「コンバックスインサート®」+「バリケアナチュラウロストメーパウチ，ユリナパウチ®」
・ダンサック：①「ノバ2ソフトコンベックスリング®」+「ノバ2ウロストミー®」，②「ノバ1ウロストミーコンベックス®」
・ホリスター：①「ニューイメージ FTF 凸面®」+「ニューイメージウロ・ニューイメージ FWF 凸面®」+「ニューイメージウロ®」

さらに，腹壁の硬度は普通でありストーマ近接部のみが陥凹していることより，凸度は中間で凸幅は狭いのもが腹壁に密着すると考え，凸度が4mmで凸幅が1cmの「セルケア2・Fc M®」28（アルケア）と「セルケア2・U®」（アルケア）を選択した。

ベルトについては推奨されていたが，硬い面板で腹壁を安定させ，凸度でストーマ近接部を密着させることで，写真6のように装具の安定が得られたため使用しなかった。

退院後も写真7のように前傾坐位にて9時方向にストーマに連結する皺とストーマ周囲1.5cmに凸型による圧痕がみられるが，排泄物の漏れはなく，生活上の行動も制限されることなく，4日ごとの定期交換で管理できている。

考察

ストーマ外周4cm以内の皮膚の状態はストーマ近接部のみが陥凹しており，ストーマに連結する皺は深いが，ストーマ周囲の腹壁は普通のため，凸でも幅の狭いものを選択することが示唆された。装具の選択基準ではここまで示されておらず，今後，さらに選択基準を検討していくことも重要と思われる。また，腹部の状態は術後の体重増減により影響を受けることも予測される。本症例は術後1カ月間のかかわりであり，今後の継続的なフォローアップが必要である。

写真❺ 坐位前屈正面：
　　　ストーマ拡大（術後 12 日目）

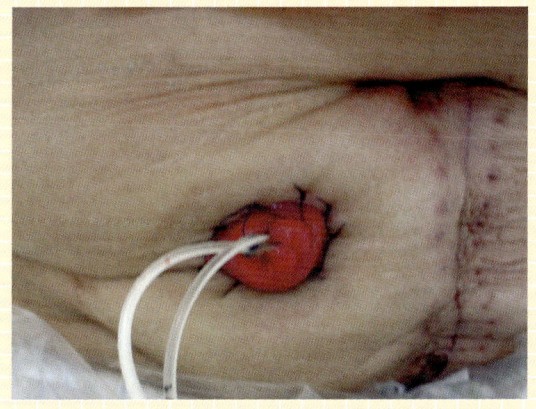

写真❻ 装具装着：
　　　坐位正面（術後 12 日目）

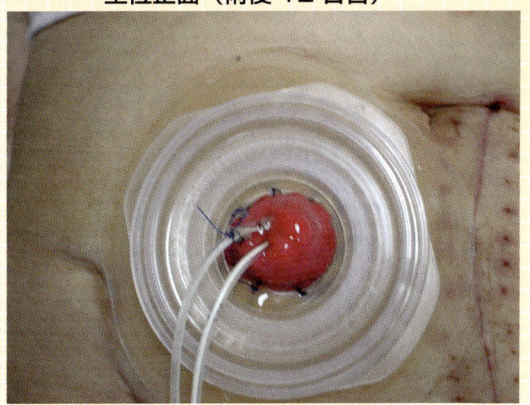

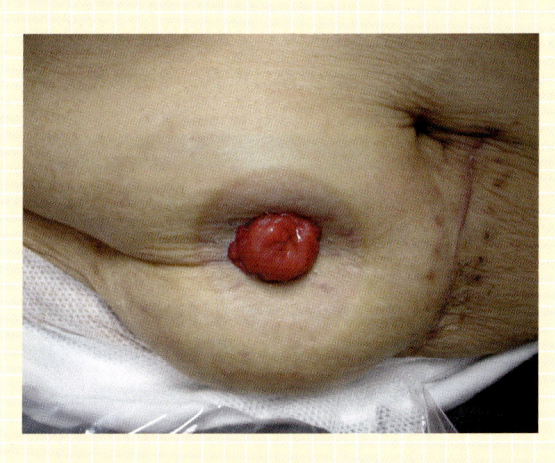

写真❼ 退院後の状況：坐位前屈正面；ストーマ拡大（術後 1 カ月）

> **まとめ**

　術後排泄物の漏れが頻回となった回腸導管の装具選択を行った。ストーマ・フィジカルアセスメントツールを使用し，患者のストーマ条件を体位別に評価することにより体位による腹壁の変化が原因（ストーマに連結する皺の評価と腹壁の硬度，ストーマ外周 4 cm 以内の皮膚平坦さ）を明確にすることができた。それをもとに選択基準に照らし合わせ，ストーマ装具のシステムの種類，面板の仕様を選択し，良好な管理を提供することができた。
　今回の症例を通じてストーマ・フィジカルアセスメントツールと装具選択基準の有用性を示した。今後，症例を重ね研鑽して行きたい。

参考文献
1) 山田陽子，他：適正なストーマ装具選択のためのストーマ・フィジカルアセスメントツール作成の試み．日本ストーマ・排泄会誌，25（3）：113-123, 2009．
2) ストーマ装具選択に必要な装具分類．日本ストーマ・排泄会誌，25（3）：103-112, 2009．
3) 大村裕子，他：社会復帰ケアにおけるストーマ装具選択基準の一提案．日本ストーマ・排泄会誌，25（3）：133-112, 2009．

【齋藤　由香】

写真❶ 臥位：腹壁全体に皺はみられない

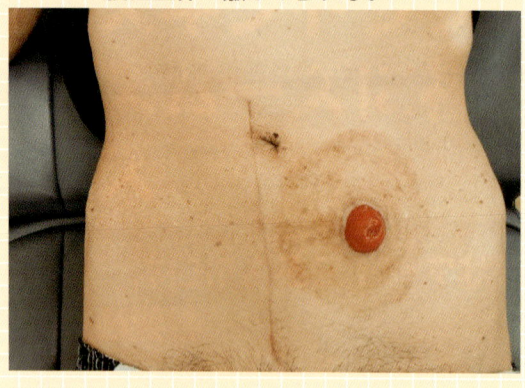

写真❷ 体位別にみたストーマ局所状況の変化；坐位（退院1カ月後）

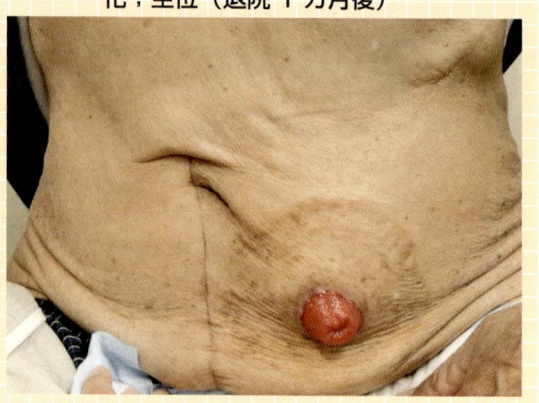

写真❸ 坐位：腹壁の硬度（退院1カ月後）

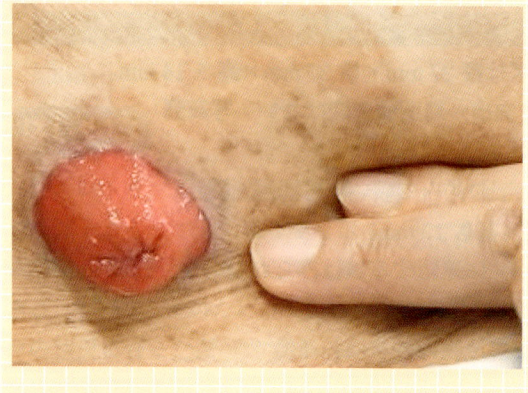

写真❹ 坐位前屈位：腹壁に多数の皺が発生する（退院1カ月後）

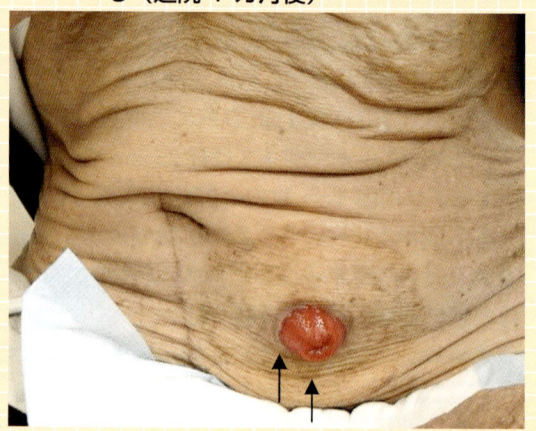

矢印：ストーマ外周4cm以内の連結しない皺

写真❺ 坐位：前屈位側面（退院1カ月後）

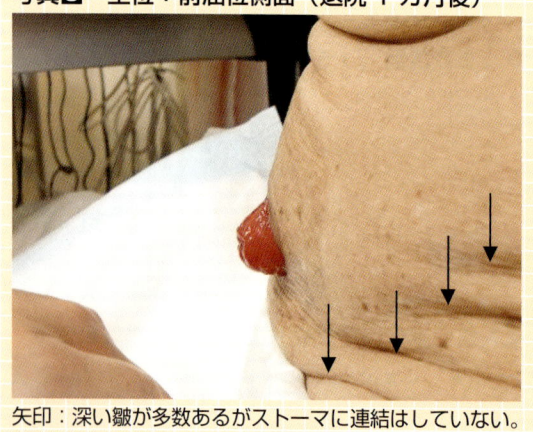

写真❻ 立位：皺は消失している（退院1カ月後）

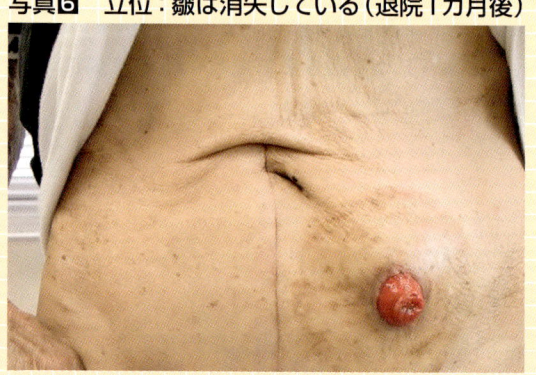

矢印：深い皺が多数あるがストーマに連結はしていない。

ストーマ・フィジカルアセスメントツール

評価段階	アセスメント項目	アセスメント	装具選択基準
Step 1 仰臥位 (下肢を伸展させる)	ストーマの形状	正円	A2-49
	ストーマのサイズ(縦径)	27 mm	
	ストーマの高さ	14 mm	A2-59
	ストーマ周囲皮膚4cm以内の手術創,瘢痕,骨突出,局所的膨隆	無	
Step 2 坐位 (足底を床につける)	ストーマ周囲4cm以内の腹壁の硬度	硬い	B-87
Step 3 前屈位 (背筋の緊張を解き,30度以上前傾し,なおかつ被験者が日常生活でよくとる体位)	ストーマのサイズ(横径)	30 mm	
	ストーマ外周4cm以内の皮膚の平坦度	平坦型	
	ストーマ外周4cm以内連結しない皺	有	A2-134 ＊1
	ストーマ外周4cm以内連結する皺	無	
Step 4	ストーマの種類	消化器系／S状結腸ストーマ	A1-1, A2-3, A2-5
	ストーマの排泄物の性状	普通便(有形便)	A1-34, A1-40 A2-2, A2-31, A2-33

＊1 ストーマ外周4cm以内の連結しない皺がある場合にはアクセサリー使用することを推奨するとされるが,本症例ではストーマに十分な高さがあるため,シンプルケアを重視してアクセサリー使用は選択していない。

皮膚の所見

皮膚保護剤貼付部位に一致して色素沈着を認める。とくに皮膚保護剤貼付外周部に濃い色素沈着がみられる。これは,姿勢により発生する皺やたるみなどの腹壁の皮膚の状態の変化から,皮膚保護剤の外周縁による物理的刺激が加わっているものと思われる。ストーマ近接部にも約5mmの濃い色素沈着と色素脱失がみられるが,これは,面板の溶解により便による皮膚障害を起こしていたものと思われる。全体に,発赤やびらん,湿疹はなく,現在は炎症徴候はみられないが,色素沈着の状況から,過去に皮膚保護剤貼付により皮膚障害を起こしたものと思われる。実際,退院前に湿疹や汗疹症状を認められたことがあることからも原因の一因であると考えられる。皮野は平坦化している。

既往歴

高血圧,高尿酸血症,高脂血症

写真7 候補にあがった装具と選択した装具

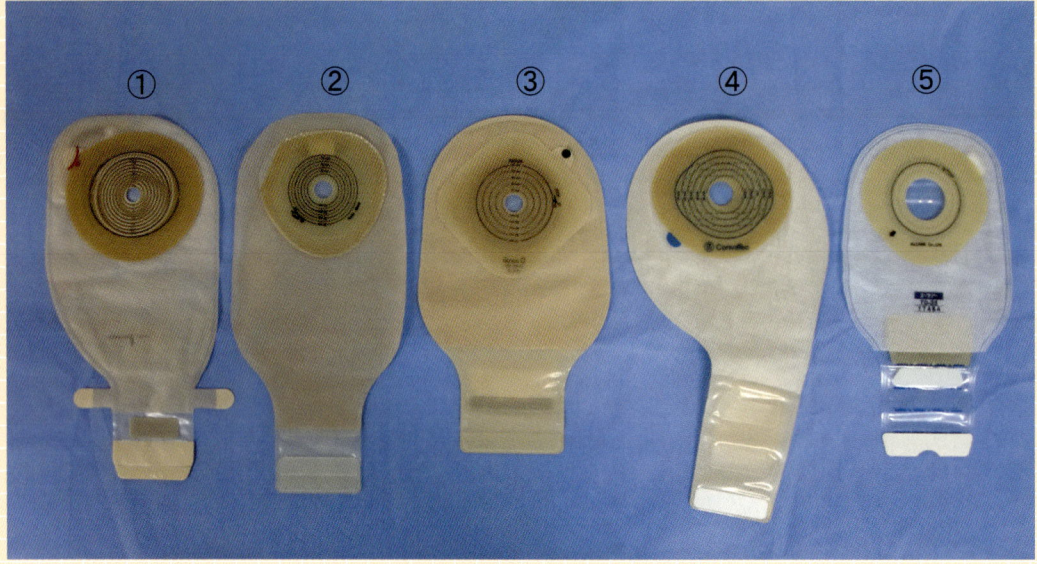

① 「アシュラコンフォートEC®」（コロプラスト）
② 「モデルマフレックスロックンロール®」（ホリスター）
③ 「ノバ1フォールドアップ®」（ダンサック）
④ 「エスティームインビジクローズドレインパウチ®」（コンバテック）
⑤ 「ユーケアー®・TD」35（アルケア）→【選択した装具】

ストーマ装具選択

　社会復帰用の装具は本人の希望を加味して行った。
装具に対する本人の希望：
・簡単に使える。
・今までどおり毎日風呂に入れる。
・1日おきくらいに換えられる。
・年金生活なので，障害者自立支援法によるストーマ装具の給付の範囲内に収まるくらいの金額。
　ストーマの種類は消化管系S状結腸ストーマで，排泄物の性状は普通便。ストーマは正円形で，サイズは縦30 mm×横30 mm×高さ15 mmとストーマに高さがあり，短期交換型の単品系装具「ユーケアー®・TD」35（アルケア）を選択した。
　退院1カ月後に，退院時のストーマ装具選択が適正であったかを検証するために，ストーマ・フィジカルアセスメントを基に，ストーマ装具分類[2]および，ストーマ装具選択基準[3]を用いて再選択を行った。
　アセスメントにより，候補としてあげられた消化管の単品系平面装具は「アシュラコンフォートEC®」（コロプラスト），「モデルマフレックスロックンロール®」（ホリスター），「ノバ1フォールドアップ®」（ダンサック），「エスティームインビジクローズドレインパウチ®」（コンバテック），「ユーケアー®・TD」（アルケア）などがあった。
　このなかから，本人の希望を加味して，簡単に取り扱えて，1～2日交換間隔での1カ月のランニングコストが希望範囲内に収まる装具として，「ユーケアー®・TD」35（アルケア）を選択した（**写真7**）。既製孔のサイズについては，ストーマサイズ最大時の横径30 mm（坐位前屈位）を基準と

して，有効径 29〜34 mm である「35」を選択した．

粘着性ストーマ装具の分類

構造分類	亜分類	アセスメント	装具選択基準
1．システム	1）消化管用　尿路用	消化管用	A1-1　*1
	2）単品系　二品系	単品系	
2．面板	1）面板の形状	平板	A1-115， A2-3，A2-31，A2-59 B-87　*2
	2）面板の構造	全面皮膚保護剤	
	3）面板の柔軟性	柔らかい	A1-117，A2-33　*2
	4）皮膚保護剤の耐久性	短期用	A1-34　*2
	5）ストーマ孔	既製孔	A2-49　*2
3．面板機能補助具	1）補助具		A2-134　*5
	2）ベルト連結部	ベルト使用なし	
4．フランジ	1）フランジの構造	固定型	
	2）嵌合方式		
5．ストーマ袋	1）ストーマ袋の構造	開放型	A1-12，A1-40　*3
	2）ストーマ袋の色	透明	
	3）閉鎖具	付帯型	*4

*1　装具システムは，消化管用，単品系装具を選択する．
*2　面板の形状は，結腸ストーマでストーマ周囲皮膚が平坦で便性が有形便であることから「A1：選択する」項目 A1-115・A1-117・A1-34 に一致する，平板装具で短期用の柔らかい皮膚保護剤を選択し，正円形のストーマであることから「A2：選択することを推奨する」項目 A2-49 の既製孔の面板を選択する．
*3　ストーマ袋については「A1：選択する」項目 A1-12，A1-40 に一致する開放型ストーマ袋を選択する．
*4　ご本人の希望に添って，操作が簡便な透明の袋で閉鎖具付帯型を選択する．
*5　アクセサリーについては「A2：選択することを推奨する」項目 A2-134 に一致するストーマ外周 4 cm 以内の連結しない皺がある場合にはアクセサリー使用することを推奨するとあるが，本症例ではストーマに 14 mm と十分な高さがあるため，シンプルケアを重視してアクセサリー使用は不要であると考え選択しない．

考察

　ストーマ装具の数は現在500種類以上といわれ，その多種多様な装具のなかから個々のオストメイトのストーマ状況や希望に添ったストーマ装具を選択することは非常に難しく，現場のナースを悩ませている。また，多種多様の装具があるにもかかわらず，各病院，病棟単位で揃えられた限られた装具のなかから選択されることが多く，それ以上の必要であろう装具の選択肢は担当ナースの知識や経験に左右されるといっても過言ではない。

　昨今は，多くの先生方が装具選択の手引き書を発刊されており，それらを参考に選択している施設も多い。このことから，ストーマ装具選択の困難症例に遭遇した場合に，標準化された装具選択基準が現場で活用されるようになれば，担当ナースの悩みも解決され，より適正なストーマ装具を選択することができるようになると考える。

　今回の症例で，ストーマ・フィジカルアセスメントツールによりストーマを客観的に捉え，その条件に適した装具の選択ができているかを確認することができた。ここで重要なことは，いかにストーマを客観的に捉えるかということである。ストーマを統一したツールで捉えることで状況を整理しやすくなる。とくに，坐位と立位のみでなく前屈位など体位を変えての計測は実際の値の変化から，ストーマサイズの変動という重要な部分を捉えることができた。わずか3mmの違いが，既製孔などでは面板ストーマ孔そのもののサイズ変更に結びつきやすい。そのことが原因でストーマ粘膜の損傷やスキントラブルを起こすだけでなく，漏れやもぐり込みの原因となることも少なくないと思われる。

　本症例は，S状結腸の消化管ストーマで形も正円形，高さも十分あり，ストーマに連結する皺も生じていない。術前にストーマサイトマーキングが施行され，その部位に適切な状態でストーマ造設がされている。しかし，このような比較的標準的なストーマであっても，ストーマ・フィジカルアセスメントツールにより，体位によってここまで腹壁やストーマ状況が変化するものなのかということがわかる。このアセスメントこそが，24時間ストーマ装具を使用して生活されているオストメイトのストーマ状況を捉えるために重要であり，その結果からストーマ装具選択へとつながっていくのである。いかに，皮膚障害などの合併症を起こさずにストーマ管理ができるかが，ストーマ装具選択の重要なポイントである。また，このアセスメントはオストメイトのQOLを維持するために継続して実施し，ストーマ状況の変化を捉えた装具変更をしていく必要があると考える。

　さらに装具選択だけで問題は解決されるわけではないため，装具選択プラス，補正の方法や技術も必要となってくる。加えて，皮膚保護剤の分類や組成上の選択基準も重要である。これまで，皮膚保護剤の選択は，交換間隔の設定の目安や追従性，患者のニーズ，さらには経済性などによって選択されてきた。皮膚保護剤の分類や組成についても，選択基準となる分類がされて装具選択ができるようになると，本症例のような，明らかなスキントラブルや皮膚炎がないが色素沈着をきたしてしまうということがなく，皮膚の健康が維持できるようになるのではないかと考える。実際，自分自身も限られた装具のなかから選択してしまう傾向が強く，この色素沈着についてはもう一度アセスメントをして，皮膚保護剤の変更をするべきではないかと考えている。

　ストーマ装具の選択には看護の基礎であるアセスメントが不可欠である。ストーマ・フィジカルアセスメントツールの活用が，適正な装具選択につながることを現場のナースのみなさんにもぜひ，実感していただきたい。

まとめ

① ストーマを統一したツールで捉え状況を整理することは，スキントラブルなどの合併症を起こさずに管理できるストーマ装具を選択していくための第一歩である。
② 標準的と思われるストーマであっても，年齢やストーマ造設に至るまでの経緯により，体位によって腹壁やストーマサイズの変化が起きる。
③ 体位別に腹壁やストーマ状況の変化をアセスメントすることは，24時間ストーマ装具を使用して生活されているオストメイトのストーマ状況を捉えるために重要である。
④ 体位によるストーマ状況の変化をみこした装具選択が必要である。
⑤ ストーマ装具の選択には看護の基礎であるアセスメントが不可欠である。

引用・参照文献

1) 山田陽子, 松浦信子, 末永きよみ, 他：適正なストーマ装具選択のためのストーマ・フィジカルアセスメントツール作成の試み. 日本ストーマ・排泄会誌, 25 (3)：113-123, 2009.
2) 熊谷英子, 大村裕子, 山本由利子, 他：ストーマ装具選択に必要な装具分類. 日本ストーマ・排泄会誌, 25 (3)：103-112, 2009.
3) 大村裕子, 秋山結美子, 西澤美保子, 他：社会復帰ケアにおけるストーマ装具選択基準の一提案. 日本ストーマ・排泄会誌, 25 (3)：133-146, 2009.
4) 品田ひとみ, 大村裕子, 五十嵐弘美, 他：ストーマ装具の選択基準に関する文献レビュー. 日本ストーマ・排泄会誌, 25 (3)：91-102, 2009.
5) 澤口裕二, 坂本理和子：ストーマ装具. ストーマリハビリテーション講習会実行委員会・編, ストーマリハビリテーション実践と理論, 第1版, 金原出版, 東京, 2006, pp.128-135.
6) ストーマケア技術の実際・ストーマ装具の選択基準と判断. 日本ET／WOC協会・編, ストーマケアエキスパートの実践と技術, 第1版, 照林社, 東京, 2007, pp.14-28.
7) ストーマケア技術の文献的考察とエキスパートオピニオン・ストーマ装具の選択基準と判断. 日本ET／WOC協会・編, ストーマケアエキスパートの実践と技術, 第1版, 照林社, 東京, 2007, pp.68-79.
8) 積美保子：ストーマ装具の種類と選択. 伊藤美智子・編, ストーマケア, 初版, 学研, 東京, 2003, pp.40-60.
9) 佐藤美和：ストーマ用品の種類と選択のポイント. 松原康美・編, ストーマケアの実践, 第1版, 医歯薬出版, 東京, 2007, pp.76-89.

【仲澤　幸恵】

6 陥凹ストーマで腹壁が柔らかい患者のストーマ装具の再アセスメント

症例のポイント
皮膚の陥凹や皺などの問題があるストーマのケース。

はじめに

ストーマ装具の耐久性が低下し，ストーマ装具交換間隔が短くなった陥凹ストーマで，腹壁が柔らかい患者に対し，ストーマ・フィジカルアセスメントツール[1]と粘着性ストーマ装具の分類[2]を用いて，患者のストーマ装具の再アセスメントを行い，アクセサリー使用方法の変更を行った患者について考察する。

患者プロフィール

患者：68歳，女性。

ストーマの経過と既往

疾患名：子宮体がん，直腸がん。
既往歴：なし。
手術：2010（平成22）年5月に，開腹にて子宮全摘出術，両側付属器切除術，ハルトマン手術，S状結腸ストーマ造設術を受ける。
ストーマサイトマーキング：手術3日前に仮マーキングを執刀医と病棟看護師で実施する。腹部の状態は，普通の硬さの腹壁であるが，臍ラインに深い皺が入る。マーキング部位の左下腹部の脂肪層の頂点周囲には皺はない。体の動きによって皺などが入るか確認するため，平板の単品系装具「センシュラ1®」（コロプラスト）を装着し2日間日常生活を送り，皺などが入らなかったため，仮マーキングの位置を本マーキングとした。
ストーマ造設部位：マーキング部位と一致した左下腹部に単孔式ストーマが造設される。
術直後のストーマのアセスメント：臥位時の腹壁は平らであり皺が入らないが，坐位になると3時と9時方向に凹みができていた。ストーマの浮腫はあるが，ストーマ色は赤く，ストーマ近接部などの問題はなかった。
造設後の問題：術後7日目，ストーマ粘膜皮膚接合部全周にストーマ粘膜皮膚離開創（以下，離開創）が発生したため，局所ケアは，離開創の創傷治癒を促進させるケアとストーマ成熟を促進するケアを目標に実施した。ケア内容は，離開創に「カルトスタット®」（コンバテック）を使用後，ストーマ近接部全周に「アダプト皮膚保護シール®」（ホリスター）を貼付し，単品系装具の「セン

写真❶　坐位正面（術後10日目）

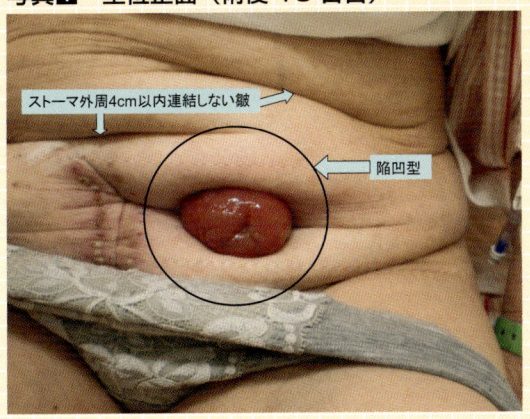

ストーマ外周4cm以内連結しない皺
陥凹型

　シュラ1®」（コロプラスト）を使用し，2日目交換とした（**写真❶**）。
　術後14日目には，離開創は10時～1時と収縮したため，ストーマ周囲の安定を保ち，耐久性を保つためのストーマ装具を検討した。ストーマ周囲の腹壁が柔らかく可動性があるため，凸型嵌め込み具内蔵装具が適切であり，凸型嵌め込み具による創への圧迫は創傷治癒には影響が少ないと判断し，「アシュラコンフォートコンベックスECフリーカット®」15～43 mm（コロプラスト）と「アダプト皮膚保護シール®」98 mm（ホリスター），「オストミーベルト®」（ホリスター）を選択し3日目交換とし，術後28日に退院した。
　退院後初めてのストーマ外来（退院3週間後）の折に，退院後の入浴は湯船に入らずシャワー浴だけですましていることがわかり，湯舟に入っても大丈夫なことを再指導した。その約2カ月後のストーマ外来では，「お風呂に入ると臍側の面板が浮いてくるので，ストーマ装具は2日目交換でやっています」と話されたことから，改めて，ストーマ・フィジカルアセスメントを行い，ストーマ装具の再評価を行った。

ストーマ・フィジカルアセスメントツール （表❶）

評価段階	アセスメント項目	アセスメント	装具選択基準	備考
Step 1 仰臥位 （下肢を伸展させる）	ストーマの形状	非正円	A2-49	❶
			A2-50	❷
	ストーマのサイズ（縦径）	25 mm		
	ストーマの高さ	18 mm	A2-59	＊1
	ストーマ周囲皮膚4cm以内の手術創，瘢痕，骨突出，局所的膨隆	ストーマ周囲皮膚4cm以内に手術創や瘢痕，骨突出はなく，ストーマ周囲9時～3時方向が局所的に軽度膨隆している。	A2-78	❸
Step 2 坐位 （足底を床につける）	ストーマ周囲4cm以内の腹壁の硬度	柔らかい	A2-89	❹
			B-87	❺
Step 3 前屈位 （背筋の緊張を解き，30度以上前傾し，なおかつ被験者が日常生活でよくとる体位）	ストーマのサイズ（横径）	35 mm	A2-103	＊2
			A2-104	
			B-100	
			B-105	
	ストーマ外周4cm以内の皮膚の平坦度	陥凹型	A1-115	❻
			A1-117	❼
			A2-121	❽
			B-118	❾
			B-120	❿
	ストーマ外周4cm以内連結しない皺	ストーマ外周4cm以内連結しない皺がある。	A2-134	⓫
	ストーマ外周4cm以内連結する皺	ストーマ外周4cm以内連結する深い皺もある。	A1-143	⓬
			A1-145	⓭
			A2-149	⓮
			B-148	⓯
Step 4	ストーマの種類	S状結腸ストーマ	A1-1	⓰
			A1-12	⓱
			A2-3	＊3
			A2-5	
	ストーマの排泄物の性状	便の性状は有形便	A1-34	⓲
			A1-40	⓳
			A2-29	⓴
			A2-31	＊4
			A2-33	

＊1 突出ストーマには平板装具を選択することを推奨するとされているが，仰臥位は腹壁の皮膚がもっとも伸展している姿勢のため，Step 2 と Step 3 を実施し，面板の形状を検討することにした．

＊2 大きいストーマサイズ（35 mm 以上）と症例のストーマサイズが 35 mm と大きさを区別する境界サイズのため，装具選択のための基準としての優先順位は低いと考えた．

＊3 結腸ストーマには平板装具，柔らかい面板を選択することを推奨されているが，面板の形状と柔軟性は，腹壁の状態からアセスメントすると凸型装具，硬い面板が選択されている．この患者の場合，面板と皮膚の間に便が入り込まないようにするには，Step 3 のアセスメントを優先させることにした．

＊4 有形便には平板装具，柔らかい面板を選択することを推奨するとされているが，面板の形状と柔軟性は，腹壁の状態からアセスメントすると凸型装具，硬い面板が選択されている．この患者の場合，面板と皮膚の間に便が入り込まないようにするには，Step 3 のアセスメントを優先させることにした．

備考（選択基準キーワード）：❶自由開孔，❷アクセサリー，❸アクセサリー，❹硬い面板，❺凸型装具，❻凸型装具，❼凸型装具，❽ベルト，❾耐久性が中期用，❿アクセサリー，⓫アクセサリー，⓬凸型装具，⓭硬い面板，⓮ベルト，⓯アクセサリー，⓰消化器ストーマ装具，⓱開放型ストーマ袋，⓲耐久性が短期用または中期用，⓳開放型ストーマ袋，⓴消化器ストーマ装具

Step 1：仰臥位では，ストーマの形状は非正円で，ストーマサイズの縦径は 25 mm，ストーマの高さは 18 mm，ストーマ周囲皮膚 4 cm 以内に手術創や瘢痕・骨突出はなく，ストーマ周囲 9 時～3 時方向が局所的に軽度膨隆している（**写真❷**）．

Step 2：坐位でのストーマ周囲 4 cm 以内の腹壁の硬度は，ストーマ周囲の腹部を 2 本の指で押すと 2 本の指が沈むため腹壁は柔らかいと判断した（**写真❸**）．

Step 3：前屈位では，ストーマサイズの横径は 35 mm，ストーマ外周 4 cm 以内の皮膚の平坦度は陥凹型，ストーマ外周 4 cm 以内連結しない皺があり，ストーマ外周 4 cm 以内連結する深い皺もある（**写真❹**）．

Step 4：ストーマの種類は S 状結腸ストーマで，便の性状は有形便である．

写真❷ Step 1：仰臥位正面（退院 3 カ月後）

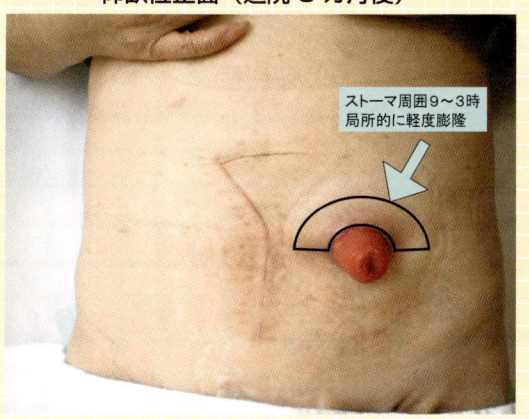

写真❸ Step 2：坐位正面；腹壁の硬度を測定している（退院 3 カ月後）

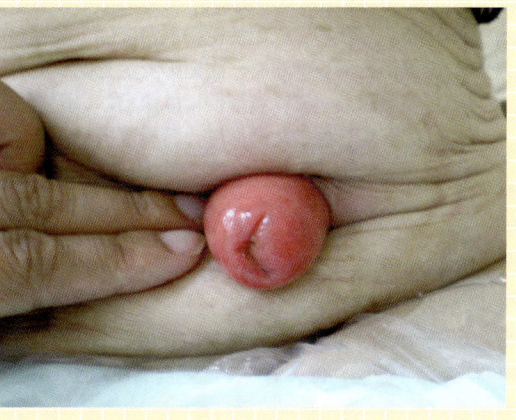

1．システム：消化器用の単品型装具を使用中。現在，本人の使用感の不満はない。
2．面板：坐位・仰臥位・前屈位において，ストーマの高さはある。しかし，坐位，前屈時のストーマ周囲 4 cm 以内の局所状況は深く陥凹するため，面板の形状および面板の柔軟性が硬い深い凸型を使用する。そうすることで，小さな皺は全面皮膚保護剤で伸ばすことができ，面板の安定を得ることができている。手順が簡便な方法を望んでいることから，単品系装具を選択したため，皮膚保護剤の耐久性は中期用となった。ストーマ孔は，術後約 3 カ月のため，ストーマサイズの変化を考慮し，自由開孔とした。
3．面板機能補助具：退院時はストーマ 3 時と 9 時方向にとくに深い皺があったため，面板の 3 時と 9 時方向へ厚めに「アダプト皮膚保護シール®」（ホリスター）を貼付した後，ホールカット全周に「アダプト皮膚保護シール®」（ホリスター）を貼付した「アシュラコンフォートコンベックス EC®」（コロプラスト）を使用した。

　今回，ストーマ局所状況 9 時〜3 時方向が膨隆しているため，ストーマ周囲の平坦を得られるように，ストーマ近接部 3 時〜9 時方向に「アダプト皮膚保護シール®」（ホリスター）を貼付した。さらに，本人からの情報から，入浴すると 9 時方向の面板の辺縁が浮いてくることから，医療用テープで 9 時方向の面板の辺縁を補強した。腹部の脂肪が多く，可動性が大きいためベルトを使用した。
4．フランジ：単品系装具のためなし。
5．ストーマ袋：ストーマ袋の構造は開放型で，色はストーマ装具装着時にストーマが見えることを希望しているため透明とし，閉鎖具は付帯型を使用している。

ストーマ装具選択

　以上，ストーマ・フィジカルアセスメントツールと粘着性ストーマ装具の分類の表から「A1：選択する」が導き出したキーワードは「消化器ストーマ装具」「凸型装具」「硬い面板」「耐久性は中期用」「開放型ストーマ袋」であった。これらを総合すると，この症例でのストーマ装具は，消化器ストーマ装具で開放型ストーマ袋であること，面板は硬く凸型であり，かつ耐久性は中期用であることが必要条件であるといえる。さらに「A2：選択することを推奨する」から導かれたキーワードは「自由開孔」「アクセサリー」「ベルト」であった。

　これらの条件を満たしている二品系装具の面板は，「ニューイメージ FWF 凸面テープ付きお好みカット®」57 mm（ホリスター），「ニューイメージ FWF 凸面お好みカット®」57 mm（ホリスター），「アシュラセルフプレート AC フリーカット®」60 mm（コロプラスト），「センシュラ 2 プラスプレートフリーカット®」60 mm（コロプラスト），「アシュラセルフプレート LC フリーカット®」60 mm（コロプラスト）であり（**写真❻**），それらとペアになるストーマ袋は，「ニューイメージドレインロックンロール®」57 mm（ホリスター），「アシュラⅡロックパウチワイド EC®」50 mm（コロプラスト），「センシュラ 2 バッグ®」50 mm（コロプラスト）であった（**写真❼**）。また，単品系装具では，「モデルマフレックス SF 凸面ロックンロール®」（ホリスター），「アシュラコンフォートコンベックス EC フリーカット®」15-43（コロプラスト），「センシュラ 1 プラスフリーカット®」15-43（コロプラスト）であった（**写真❽**）。

　さらに装具を絞り込むために，粘着性ストーマ装具の分類表の亜分類のアセスメントが行われていない「単品系か二品系か」「面板の形状」「フランジの構造」「嵌合方式」「ストーマ袋の色」「閉鎖具」について検討した。

　はじめに，現在「単品系か二品系か」についての選択基準はないため，単品系と二品系の長所と

写真6 候補として選択した二品系装具；面板

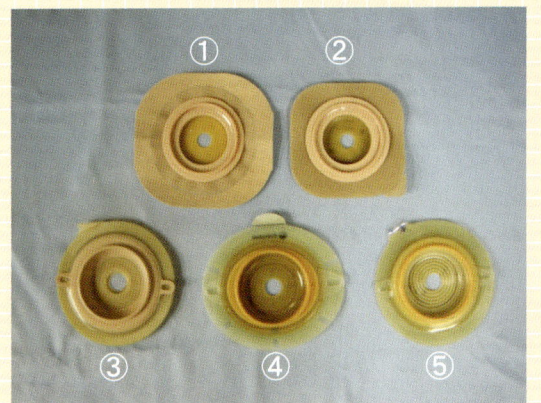

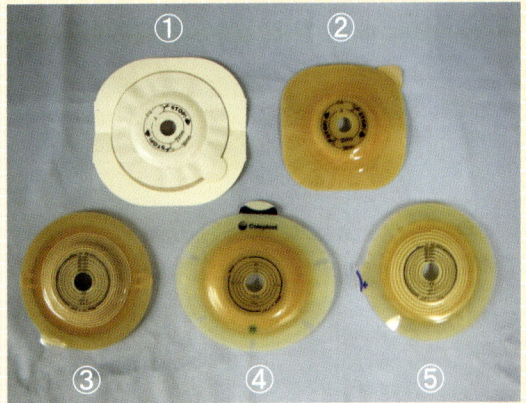

＜表面＞　　　　　　　　　　　　　＜裏面＞

①ニューイメージ FWF 凸面テープ付きお好みカット® 57 mm
②ニューイメージ FWF 凸面お好みカット® 57 mm
③アシュラセルフプレート AC フリーカット® 60 mm
④センシュラ2プラスプレートフリーカット® 60 mm
⑤アシュラセルフプレート LC フリーカット® 60 mm
＊①②ホリスター　③④⑤コロプラスト

　短所を本人へ説明し選択してもらうことにした。その結果，使いやすそうだという理由で，本人が単品系装具を選択したため，今回単品系装具を選択した。単品系装具のフランジ構造についてアセスメントの必要はないため，「フランジの構造」「嵌合方式」のアセスメントは必要がなくなった。
　次に，フィジカルアセスメントと直接関係があると思われる「面板の形状」のアセスメントを行った。ここでは，凸型を選択することのアセスメントを行えたが，凸型の深さまでは決定できなかった。しかし，装具選択基準「A-1：ストーマ周囲皮膚が陥凹」「A-143：ストーマに連結する深い皺」「B-87：柔らかい腹壁」から，ストーマ近接部に面板を密着し，面板の安定性を保つためには「深い凸型の面板」が適切と考えた。**写真8**で選択した単品系装具から絞り込むと，深い凸面装具は，「アシュラコンフォートコンベックス EC フリーカット®」15-43（コロプラスト）の1点となった（**写真9**）。そのため，「ストーマ袋の色」「閉鎖具」は選択するまでには至らなかった。

考　察

　これまで，スタッフ間で統一したケアが実施できるようにと使用しているストーマケア経過表は，ストーマの色，大きさ，ストーマ粘膜皮膚接合部の状態，スキントラブルの有無など，ストーマ早期合併症の早期発見などを重視した内容の項目が多く，ストーマ・フィジカルアセスメントツールのアセスメント項目のストーマ外周の皮膚の平坦度などが不足し，それらの情報は追記する形をとっていた。そのため，ストーマ局所の情報収集は，個人の臨床経験に左右され，ストーマ装具選択のために必要な情報として取り上げられない可能性があった。
　今回，退院後にストーマ装具交換間隔が短くなった，すなわち面板の耐久性が低下した患者に対して，ストーマ・フィジカルアセスメントツールを使用後記録用紙に記入し，粘着性ストーマ装具の分類[2]に現在使用している装具を適合させ，これらを元に大村らが作成したストーマ装具選択基準[3]と比較しストーマ装具の再評価を行った。以下，選択した装具についてフィジカルアセスメントツールを用いた視点と粘着式ストーマ装具分類の視点からも考察する。

写真7 候補として選択した二品系装具；面板とストーマ袋

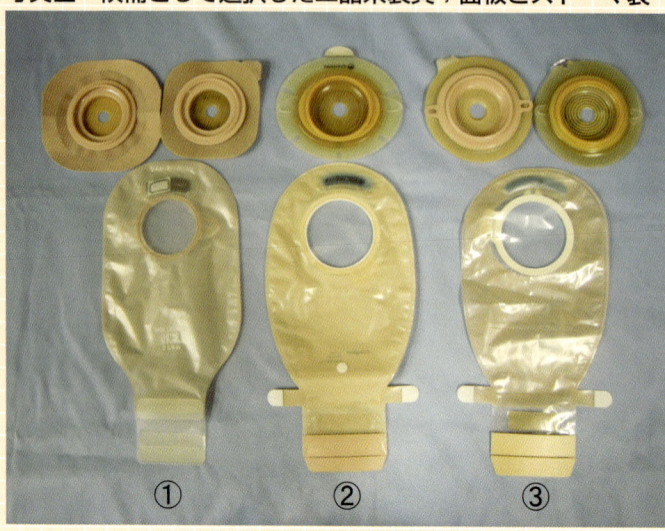

①ニューイメージドレインロックンロール® 57 mm
②アシュラⅡロックパウチワイド EC® 50 mm
③センシュラ2バッグ® 50 mm
＊①ホリスター　②③コロプラスト

写真8 候補として選択した単品系装具

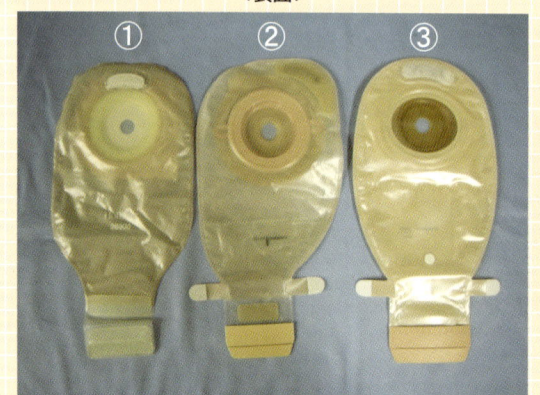

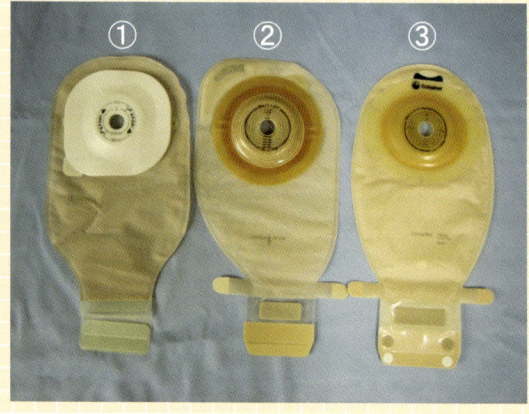

＜表面＞　　　　　　　　　　　　　＜裏面＞

①モデルマフレックス SF 凸面ロックンロール®
②アシュラコンフォートコンベックス EC フリーカット® 15-43
③センシュラ1プラスフリーカット® 15-43
＊①ホリスター　②③コロプラスト

写真❾　粘着性ストーマ装具の分類からさらに絞り込む；面板の形状：凸型（浅い・中間・深い）

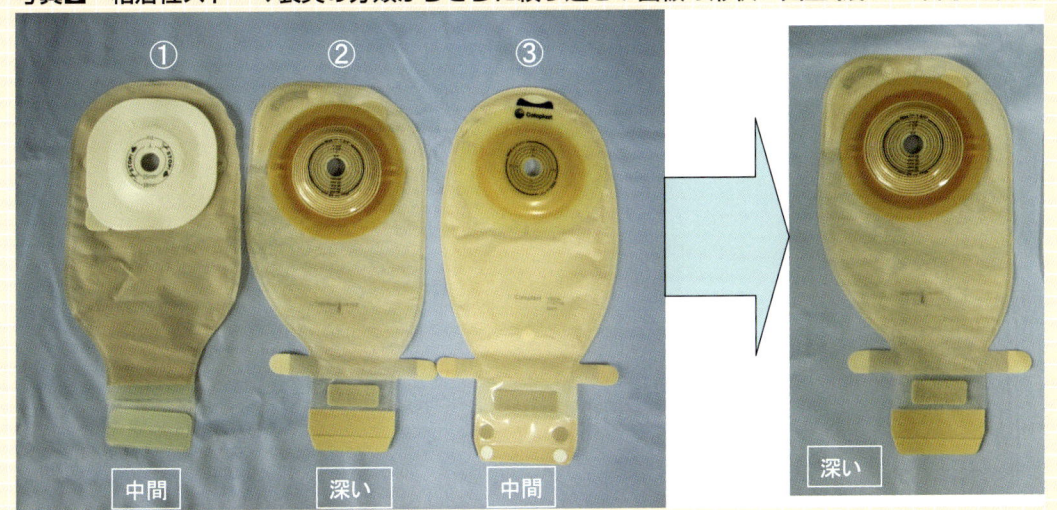

①モデルマフレックス SF 凸面ロックンロール®（中間）
②アシュラコンフォートコンベックス EC フリーカット® 15-43（深い）
③センシュラ 1 プラスフリーカット® 15-43（中間）
＊①ホリスター　②③コロプラスト

1．フィジカルアセスメントツールを用いた視点

　症例は，S 状結腸ストーマで有形便を排泄し，ストーマに高さがあるがストーマ周囲の腹壁が陥凹していることやストーマに連結する深い皺があった。これらの条件からストーマ装具選択基準による装具選択は，消化器ストーマ装具のなかで中期用皮膚保護剤を使用している凸型の硬い面板を選択することを示している。実際使用していたストーマ装具「アシュラコンフォートコンベックス EC フリーカット®」15-43 mm（コロプラスト）は，退院前からストーマ近接部に面板を密着させるために凸型装具を選択し，ストーマ装具選択基準の「選択する」という項目と一致し，さらに「選択することを考慮する」というベルト〔「オストミーベルト®」（ホリスター）〕の使用も実施していた。このことから，現在，凸型の深さ（浅い・中間・深い）の細かい選択基準はまだ示されていないが，装具選択基準の条件をいくつか組み合わせることによって，「凸型の深さ」が導かれていくのではないかと思われた。

　また，ストーマ・フィジカルアセスメントツールを使用したストーマ局所状態の坐位姿勢では，退院前にはストーマ 3 時と 9 時に深い皺が入っていたため，それに適した補助具「アダプト皮膚保護シール®」98 mm（ホリスター）の使用範囲と量を調節し使用していたが，退院 3 週間後のストーマ局所状態では，頭側よりも足側の腹壁が低くなり，ストーマ局所条件が変化していることから，面板の耐久性が低くなっていることが考えられた。そこで，再度，局所状況に合わせて補助具の使用範囲と量を調節し使用することにしたが，次のストーマ外来受診時には本人の希望でなるべく簡単にしたいということで補装具「アダプト皮膚保護シール®」98 mm（ホリスター）は，使用していなかったが，ストーマ装具の交換間隔は 3〜4 日交換で実施できるようになっていた。この時点での腹壁の硬度は以前よりもさらに柔らかくなっていることから，補装具使用においては，腹壁の硬度変化のアセスメントが必要だと思われた。

　面板機能補助具である補助具は，補助具の使用範囲と量の変更を行う必要性があり，補助具の使

用範囲や量の変更は，個人の力量にゆだねられていることが明らかになった。

　今回，ストーマ・フィジカルアセスメントツールと装具選択基準の使用は，その時点での患者の身体的な局所条件から装具選択基準を参考にストーマ装具を選択しやすいツールであるが，面板凸型の深さ（浅い・中間・深い）の選択および面板機能補装具の使用は，装具選択基準を複合的にアセスメントできる個人の力量が必要であると思われた。

2．粘着式ストーマ装具分類の視点

　本症例に使用した「アシュラ コンフォート コンベックス EC フリーカット®」15-43（コロプラスト）は，全面皮膚保護剤の硬く深い凸型の面板で，中期交換用の単品系消化器用ストーマ装具である。

　粘着式ストーマ装具分類の選択した亜分類別に，当てはまる装具選択基準をすべて列挙すると，同じ亜分類のなかに異なる内容の装具が選択されていることがある。今回，ストーマ装具選択基準項目のなかで，優先順位が低く選択されなかった項目は，「結腸ストーマの突出ストーマであり有形便には平板装具を選択することを推奨する」「結腸ストーマ，有形便には柔らかい面板を選択することを推奨する」「大きいストーマサイズ（35 mm 以上）には柔らかい装具を選択することを推奨する」「大きいストーマサイズ（35 mm 以上）には耐久性が短期用の皮膚保護剤を選択することを推奨する」であり，これら項目は，いずれも選択基準の「A-2：〜を選択することを推奨する」であった。

　本症例のように，ストーマ外周 4 cm 以内に皮膚の陥凹や皺などの問題がある場合は，第一にストーマ局所の問題点を解決できる装具を選択し，次にストーマの種類や便の性状を考慮して装具を選択することが，面板と皮膚の間に便が入り込まず，腹壁に密着しやすい，腹壁の安定が保つことができる面板を選択できるのではないかと思われた。

まとめ

　①ストーマ外周 4 cm 以内に皮膚の陥凹や皺などの問題があり，腹壁が柔らかい患者の装具選択は，まずストーマ局所の問題点を解決できる装具を選択する必要がある。

　②皺の深さ（浅い・深い）にあわせた面板凸型の深さ（浅い・中間・深い）の選択および面板機能補装具を行うには，ストーマ装具選択基準のみに頼るには限界があった。

引用・参考文献
1) 山田陽子，松浦信子，末永きよみ，他：適正なストーマ装具選択のためのストーマ・フィジカルアセスメントツール作成の試み．日本ストーマ・排泄会誌，25（3）：113－123，2009．
2) 熊谷英子，大村裕子，山本由利子，他：ストーマ装具に必要な装具分類．日本ストーマ・排泄会誌，25（3）：103－112，2009．
3) 大村裕子，秋山結美子，石澤美保子，他：社会復帰ケアにおけるストーマ装具選択基準の一提案．日本ストーマ・排泄会誌，25（3）：133－146，2009．

【高橋　真紀】

7 ストーマ早期合併症と正中創離解後の腹壁陥凹が管理困難を引き起こしたケース

症例のポイント
①正中創の瘢痕治癒により腹壁が陥凹しており，坐位ではさらに陥凹が深くなるため安定した面板貼付面が得られない。
②坐位によりストーマが陥凹し，ストーマに連結する深い皺が出現する。
③排泄口がスキンレベルである。
④便の漏れによる繰り返される装具交換時の剥離刺激により，皮膚のバリア機能が低下し，装具の密着性が悪くなる。

はじめに

本症例は，ストーマ粘膜壊死やストーマ粘膜皮膚接合部離開などのストーマ早期合併症，正中創離開後の瘢痕治癒により腹壁が陥凹した。坐位ではストーマに連結する深い皺が発生し，ストーマが陥凹したため安定した面板貼付面を得られなかった。そのため，頻繁な便の漏れによる装具交換のため皮膚のバリア機能は低下し，面板貼付面に皮膚障害を発生させたと考えられることから，腹壁と面板の密着性を保つことのできる装具として CPB 系単品系凸型嵌め込み具内蔵型装具とストーマベルトを選択し使用したところ，腹壁と面板の密着性が保たれ連続装着が可能となった。

患者プロフィール

患者：60歳代，男性。

ストーマの経過

疾患名：直腸がん（Rb　StageⅡ）
手　術：予定手術によりマイルズ術を施行した。
ストーマサイトマーキング：左下腹部（**写真❶**）に行われた。
ストーマ造設位置：S状結腸に単孔式ストーマを造設した。
造設後の問題点：術後第1病日より，ストーマ12時〜6時の右半周にストーマ粘膜壊死が見られた。腹部は正中創を頂点に山型を呈していた。ストーマの観察が直視下で必要に応じて行えるよう KG 系単品系装具「ポスパック・K®」70（アルケア）の連日交換を行った。第10病日，この頃ストーマ全周の粘膜皮膚接合部離開を認め，正中創は上下の創端に離開がみられた（**写真❷**）。
　ストーマ粘膜皮膚接合部離開に対しては毎日洗浄し，アルギン酸塩創傷被覆剤を充填・交換をした。第13病日，離床がすすみ介助で坐位可能となったこと，水様便の排泄が1日2,000 mL 前後み

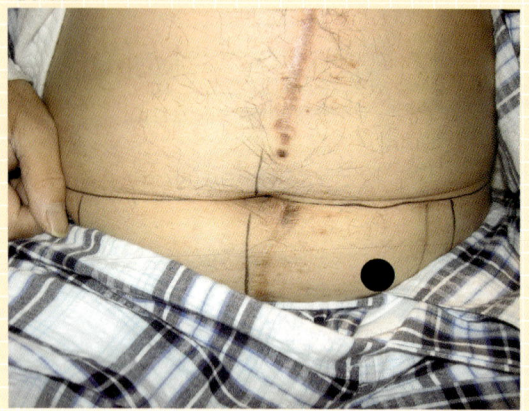

写真❶
坐位時のストーマサイトマーキング部位

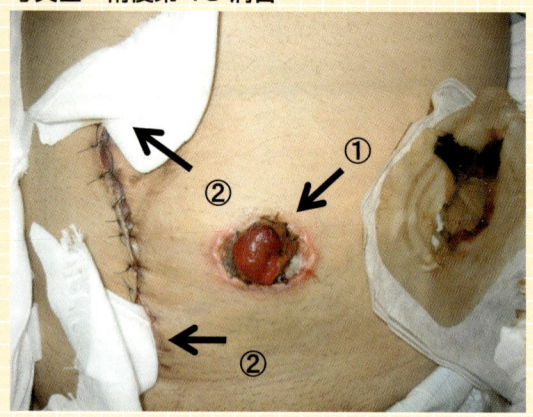

写真❷　術後第 10 病日
①ストーマ粘膜壊死後，排泄孔が 2 時方向へ移動。
②正中創の上下の創端が離開しガーゼがあてられている。

られるようになったことが重なり，頻繁に装具から漏れるようになったため，ドレナージ可能なストーマ袋で，洗浄処置が可能な KPB 系単品系の窓付装具「サージドレーン・ジッパー M®」(アルケア) に変更し 3 日ごとに交換した。このとき正中創は，創全体が離開した状態であった。

　第 16 病日より流動食が開始され，第 19 病日には固形物の摂取が可能となり便性は泥状便〜軟便に変化した。第 31 病日，ストーマ粘膜皮膚接合部離開が改善してきたため，粉状皮膚保護剤散布のケアに変更した。第 44 病日，ストーマ粘膜皮膚接合部離開が瘢痕治癒し，KPB 系単品系装具「ユーケア®・TD」(アルケア) に変更。2 日ごとの交換でセルフケア指導がすすめられた。この頃には，正中創も自然閉鎖し瘢痕治癒していた。

　第 50 病日以降，便の排泄量は 1,000 mL 以下となったが，ストーマ 2 時〜3 時方向より頻回に便が漏れ，連日の装具交換を余儀なくされた。面板貼付面の皮膚は全周性に紅斑とびらんを認めた。腹壁は，正中創の陥凹により仰臥位時にはストーマを頂点とした山型となり，坐位時にはストーマに連結する深い皺が出現しストーマが陥凹し，ストーマ周囲の平面が得られない状態であった。さらに，排泄口がストーマ 2 時方向でスキンレベルであった。

既往歴

2002 (平成 14) 年　大動脈弁閉鎖不全症，大動脈弁置換術 (生体弁)
2003 (平成 15) 年　両側大腿動脈閉塞，Y グラフト置換術，高血圧，高脂血症，糖尿病

ストーマ・フィジカルアセスメントツール　*術後第50病日以降の皮膚障害発生時

評価段階	アセスメント項目	アセスメント	装具選択基準
Step 1 仰臥位 （下肢を伸展させる）	ストーマの形状	ほぼ正円	
	ストーマのサイズ（縦径）	18 mm	
	ストーマの高さ	0 mm（粘膜としては10 mmの高さがある）	A2-59
	ストーマ周囲皮膚4 cm以内の手術創，瘢痕，骨突出，局所的膨隆	4 cm以内に創はないが，正中創の陥凹により，ストーマを頂点とした山型の腹壁	B-87
Step 2 坐位 （足底を床につける）	ストーマ周囲4 cm以内の腹壁の硬度	普通（1縦指程度の沈みあり）	B-87
Step 3 前屈位 （背筋の緊張を解き，30度以上前傾し，なおかつ被験者が日常生活でよくとる体位）	ストーマのサイズ（横径）	24 mm	
	ストーマ外周4 cm以内の皮膚の平坦度	陥凹型	A1-115, A1-143, A2-121, B-118
	ストーマ外周4 cm以内連結しない皺	無	
	ストーマ外周4 cm以内連結する皺	3時方向から外側方向へ，9時方向から正中方向へストーマに連結する深い皺あり。	A2-149
Step 4	ストーマの種類	S状結腸単孔式	A1-1
	ストーマの排泄物の性状	泥状便	A2-31 *1, B-37 *2

*1, 2　便性は水様ではないが，皺などの隙間に流れ込みやすい泥状である。

1．腹壁の状態

　仰臥位時，正中創の瘢痕治癒による陥凹と体側を外縁としたストーマを頂点とする山型（**写真3**）となり，坐位時にはストーマが陥凹し，ストーマに連結する深い皺が出現する陥凹型（**写真4**）となる。そのため，身体の動きに伴う腹壁の変化によりストーマ周囲の腹壁に安定した面板貼付面を確保することができず，平板装具では腹壁から浮き上がる結果となったと考えられる。
　腹壁の硬さとしては1縦指の沈みが確認できる普通程度のため，変化する腹壁に対応し，ストーマに連結する深い皺を補正できるような装具の検討が必要となる。

2．ストーマの状態

　ストーマ粘膜壊死やストーマ粘膜皮膚接合部離開のストーマ早期合併症を発症したことにより，ストーマ造設術直後には，ストーマ頂点にあった排泄口が合併症の治癒に伴いストーマ2時方向へ移動し，高さはスキンレベルへと変化した。そのため，ストーマ粘膜の高さとしては仰臥位時10 mmみられるが排泄口の高さは0 mmとなった。さらに坐位になった際にはストーマを中心に腹壁が陥

写真❸　術後第31病日

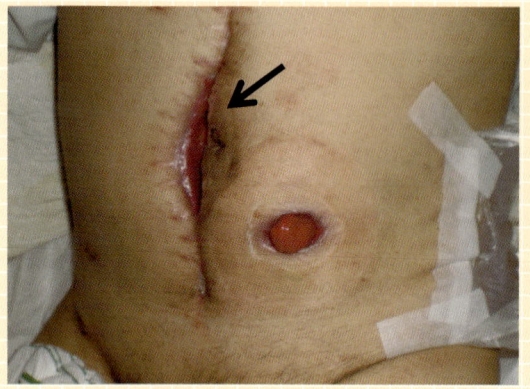

正中創の瘢痕治癒途中であるが，すでに陥凹しはじめている状態

写真❹　術後第52病日

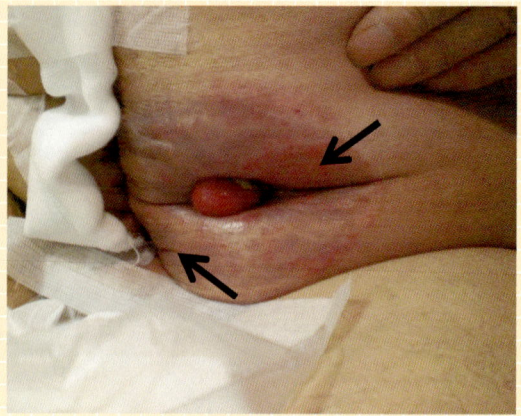

ストーマに連結する深い皺と正中の瘢痕創による腹壁の陥凹

写真❺　術後第52病日

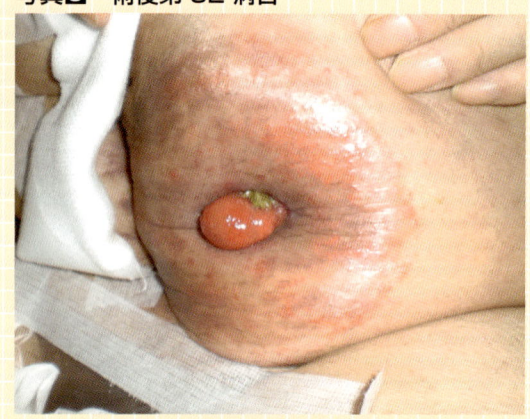

ストーマ近接部〜面板貼付部全体の紅斑とびらん

凹するため排泄口は腹壁に密着することになる。
　ストーマ近接部の皮膚を押さえることが可能で，排泄された排泄物を皮膚に付着させることなく回収できるような装具の検討が必要となる。

3．皮膚の状態

　ストーマ近接部〜面板貼付部全体に紅斑とびらんがみられた（**写真❺**）。皮膚障害が起こりはじめたころよりも2〜3日先行して，ストーマ2時〜3時方向からの排泄物の頻回な漏れが認められるようになっていた事実から，皮膚障害を起こしている原因は，繰り返される装具交換により皮膚のバリア機能が低下し起こったものと考えられる。加えて，バリア機能が低下している皮膚に排泄物が付着することで，さらに障害を悪化させたと思われる。
　排泄物の漏れる原因として考えられることは，①坐位時にストーマに連結する深い皺が出現し，ストーマを中心に腹壁が陥凹するとともに，排泄口がストーマ2時方向スキンレベルであること，②術後正中創が陥凹しストーマ周囲の平面が確保できないこと，③杖歩行が自立したことで日常生活動作が拡大したこと，の3点が考えられる。この3点を補い，排泄物が皮膚に付着しないようにするためには，活動に伴う腹壁の変化に追従し皮膚への密着性の高い装具の検討が必要となる。

粘着性ストーマ装具の分類

構造分類	亜分類	アセスメント	装具選択基準
1. システム	1) 消化管用　尿路用	消化管用	A1-1
	2) 単品系　二品系	単品系	＊1
2. 面板	1) 面板の形状	凸型（深い）	A1-115, A1-143, A2-59, ＊2
	2) 面板の構造	全面皮膚保護剤	＊3
	3) 面板の柔軟性	硬い	A1-117, A1-145, A2-33, A2-89, B-87, ＊4
	4) 皮膚保護剤の耐久性	中期用	B-118, ＊5
	5) ストーマ孔	既製孔	A2-49, ＊6
3. 面板機能補助具	1) 補助具		
	2) ベルト連結部	ベルトの使用あり	A2-121, A2-149, B-37, ＊7
4. フランジ	1) フランジの構造	単品系のため該当なし	
	2) 嵌合方式	単品系のため該当なし	
5. ストーマ袋	1) ストーマ袋の構造	開放型	A1-40
	2) ストーマ袋の色	透明	＊8
	3) 閉鎖具	閉鎖具一体型	

＊1　二品系の嵌合部は，腹壁の変化に追従しにくく反発する可能性が高いため，嵌合のない単品系装具を選択した。

＊2　坐位時のストーマを中心とした腹壁の陥凹に凸面の深さが一致し，ストーマ近接部皮膚の保護が得られるもの。

＊3　すでに皮膚障害を起こしているため粘着剤の使用を避け，皮膚の安静を保てるもの。

＊4　ストーマ周囲に陥凹があり，ストーマに連結する皺がある状態であっても，ストーマ周囲皮膚への密着性を高め，腹壁の変化に対応可能な硬さ。

＊5　すでに皮膚障害があるため，頻回な装具交換はさらに皮膚へ刺激を与えることになるため 3～4日交換を目指したい。

＊6　坐位時のストーマ形状は横に広がる非正円形であるが，臥位時では，ほぼ正円形であるためストーマ近接部皮膚の密着性を高めるためには既製孔が有効である。

＊7　仰臥位と坐位での腹壁の変化に対応するために活動時のベルトの使用をすすめる。

＊8　単品系を使用しているため，装具交換時にストーマが確認できるほうがよい。

ストーマ装具選択

　排泄物の漏れ，面板貼付部全体にびらんを認めたことから，皮膚保護剤の変更と面板の形状を検討し，CPB系単品系凸型嵌め込み具内蔵型装具に変更した。変更に際して考えられた装具は，「アシュラコンフォートコンベックス EC®」（コロプラスト），「セルケア 1® ・TDc」（アルケア）であり（**写真6**），坐位時の皺の深さに対応可能な凸の深さと 3～4日装着可能な耐久性，ベルトを使用

写真6　候補としてあげた装具

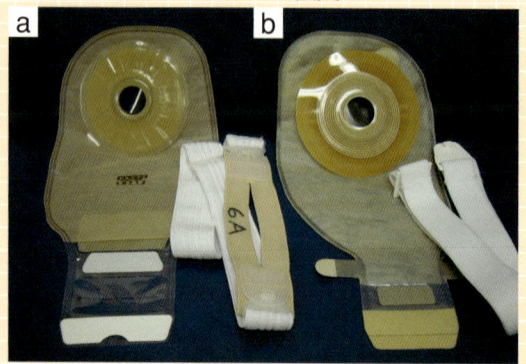

a)「セルケア1®・TDc」(アルケア)　b)「アシュラコンフォートコンベックスEC®」(コロプラスト)

した際によりストーマに近い部分を押さえることが可能な形状であることから、「アシュラコンフォートコンベックスEC®」(コロプラスト)を選択した。その結果、CPB系凸型嵌め込み具内蔵型装具に加えストーマベルトの装着により腹壁と面板の密着性が保たれ、面板の安定が図れるようになり、第56病日、3日目交換が可能となり退院となった。

考　察

　本症例では、血行障害による手術歴があるが術前の検査により腸管の血行障害は否定されていた。しかし、糖尿病の既往により創治癒遅延のリスクが高く、ストーマ粘膜壊死や粘膜皮膚接合部離開というストーマ早期合併症、および正中創の離開が起こったと考えられる。その結果、ストーマ粘膜皮膚接合部の瘢痕治癒により、ストーマ造設術直後には、ストーマ頂点にあった排泄口がストーマ2時方向へ移動し、ストーマの高さがスキンレベルになってしまった。また、正中創の瘢痕治癒による正中創の陥凹が深い皺を発生させ、面板貼付面の安定が図れなかった。そのため、頻繁な便の漏れが生じ、装具交換時の繰り返される剥離刺激により皮膚のバリア機能は低下し、面板貼付面に皮膚障害を発生させたと考えられ、ストーマ管理困難を引き起こしたと思われる。

　しかし、その後の装具変更とアクセサリーの使用により、腹壁と面板の密着性が保たれ、面板の安定が図れるようになったことを考えると、ストーマ管理困難となる前に的確な装具変更を行っていく必要があった。

まとめ

　ストーマ早期合併症や創離開が起こった場合、排泄口の高さの変化や腹壁の変化を予測し、二次障害(皮膚障害)を起こさないような装具選択を行うことが重要である。

文　献
1) ストーマリハビリテーション講習会・編：ストーマリハビリテーション実践と理論、第1版、金原出版、東京、2006.
2) ET/WOC協会・編：ストーマケア；エキスパートの実践と技術、照林社、東京、2007.

【森永　美乃】

8 超肥満によりストーマ排泄口の高さが大きく変化し，装具選択に難渋したケース

症例のポイント
①超肥満のため腹部脂肪層が厚く，腹壁の硬度が非常に柔らかい腹部状況。
②腸蠕動でストーマの排泄口の高さが大きく変化する，ストーマ周囲皮膚の陥凹が変化する。
③凸面の使用による圧迫斑の合併症の発生。

はじめに

今回，術前に化学放射線療法治療を施行後，直腸切断術をした患者を受け持った。術前ストーマサイトマーキングした位置に管理しやすい理想的な人工肛門が造設された。退院後，10カ月で体重が13 kg 増加したこと，腹部脂肪層がかなり厚いことからストーマ排泄口の高さが大きく変化し，装具選択に難渋したケースを述べる。

患者紹介

患者：60代，女性，身長 151 cm，体重 83.8 kg，BMI36.8（超肥満）。
職業：自営業。

既往歴

10代　交通事故により右目失明：手術（日常生活は自立しており問題なし）
60代　直腸がん：術前化学放射線療法（45Gy＋フルツロン併用）後，腹腔鏡下直腸切断術施行（当院）

ストーマの経過

術前化学放射線療法施行後，腹腔鏡下にて直腸切断術施行。待機手術のため，術前オリエンテーションおよびストーマサイトマーキングを施行した。右目を失明しているが，ハサミの使用は問題なく，独眼での日常生活で支障なく生活できていることから，セルフケアには問題なかった。腹壁が膨隆しているため，左下腹部へのマーキングでは本人が確認できず管理困難になると予測されたため，臍ラインにマーキングを施行，マーキング部位にS状結腸単孔式ストーマが造設された（写真❶，❷）。
術直後の腹壁は山型であり，二横指程度の柔らかい腹壁である。ストーマに連結する皺はなく，ストーマ周囲 4 cm 以内の周囲皮膚の陥凹もみられない。発汗が多量であることと，ストーマ近接

写真1 立位正面

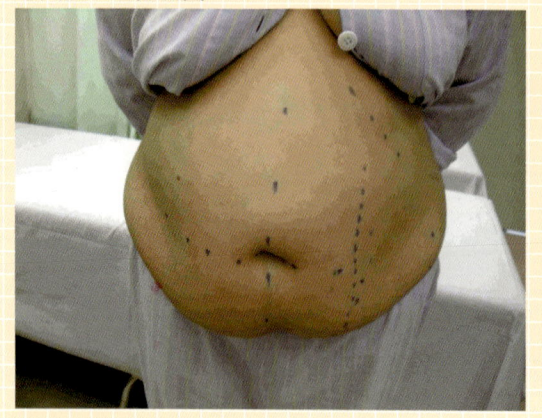

写真2 立位左側面より

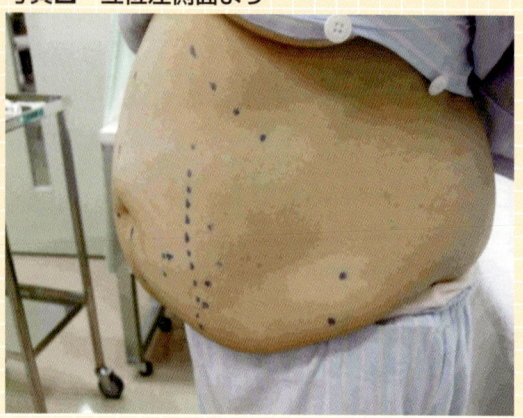

写真3

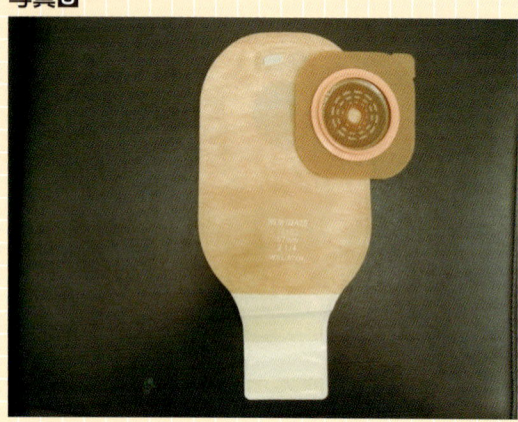

写真4 ストーマ局所（術後3カ月）

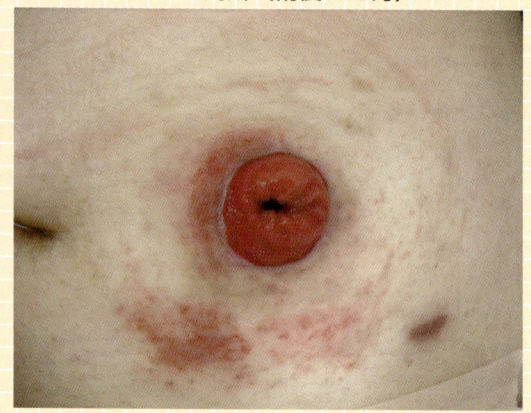

部が柔らかいことから，中心部をしっかりと押えることができる装具として長期用保護剤である「ニューイメージFTF＋ニューイメージロックンロール®」（ホリスター）（**写真3**）を選択し，4日目ごとの交換間隔とした。退院後（術後3カ月），長期用皮膚保護剤を使用したために保護剤貼付部と面板外縁部に紅斑が発生したこと，急激な体重増加によりストーマの腸蠕動収縮時の排泄口の高さが7mmから20mmに変化したこと，ストーマ周囲皮膚の陥凹が出現したことが便漏れの原因となり，装具変更が必要となった（**写真4〜7**）。

①装具変更1：長期用皮膚保護剤による皮膚障害改善のため，コットンファイバーが含有されている中期用装具の面板と，ストーマ周囲皮膚の陥凹と非突出型ストーマに適応する6mmの凸面嵌め込み具内蔵型装具（以下，凸面と略す）「ノバ1フォールドアップコンベックス®」（ダンサック）（**写真8**）を選択した。6mmの凸面であったが，面板形状が柔らかいためにストーマ周囲4cm以内の腹壁をしっかりと固定することができずに，使用後1カ月で便漏れした。

②装具変更2：面板形状が柔らかい6mmの凸面では腹壁をしっかり固定することができなかった。そのため，超肥満体型であり非常に柔らかいストーマ周囲4cm以内の腹壁をしっかりと押さえられる二品系固定型装具を選択した。凸面は一番深い7mmの凸面である「アシュラセルフプレートAC®」＋「アシュラⅡロックパウチワイドECC®」（コロプラスト）（**写真9**）を選択した。

写真5 坐位正面（術後3カ月）

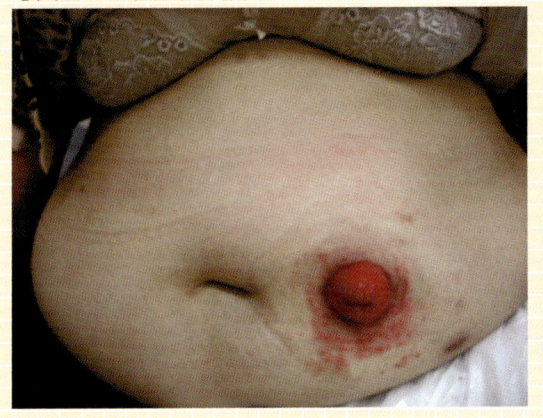

写真6 坐位前屈（術後3カ月）

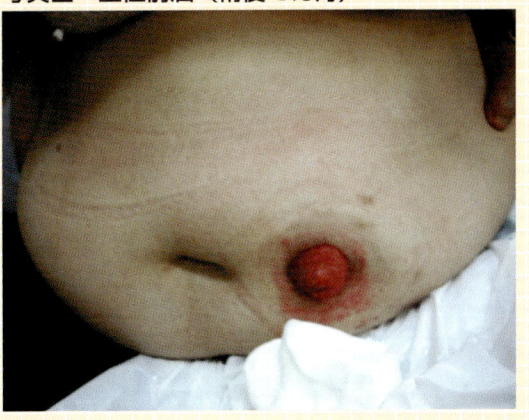

写真7 立位左側面より（術後3カ月）

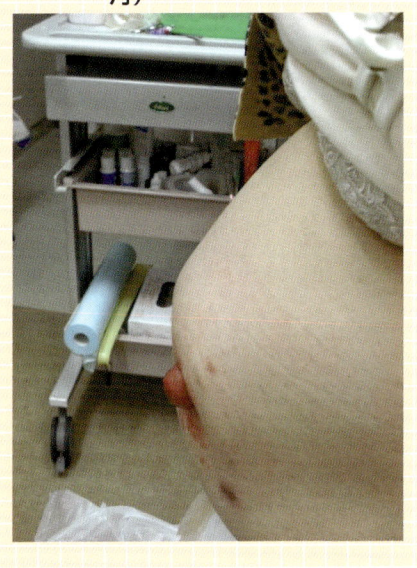

写真8 「ノバ1 フォールドアップコンベックス®」（ダンサック）

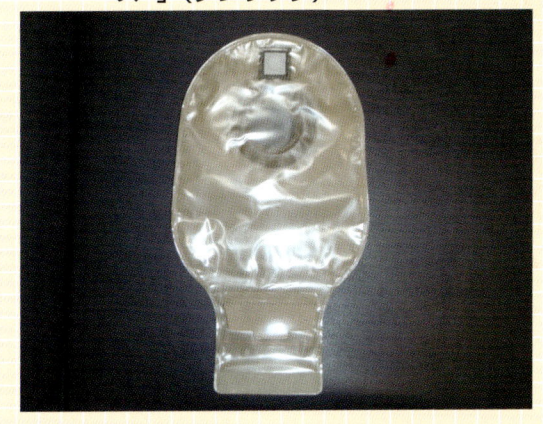

　装具変更後は，ストーマ周囲4cm以内のストーマ近接部をしっかりと固定し，便漏れなく管理良好となった。しかし，装具変更5カ月目に，深い凸面によるストーマ近接部への管理合併症である圧迫斑が出現してしまった（**写真10，11**）。

2回の装具変更までの問題点

①超肥満で腹部脂肪層がかなり厚いタイプであったが，退院後13kgの体重増加のため，さらに腹壁の硬度は指2横指以上の非常に柔らかい状況に変化した。そのため，ストーマ周囲皮膚の陥凹が中程度に変化した。

②仰臥位や坐位による体位の変化やストーマの腸蠕動収縮時の排泄口の高さが，7mmから20mmの変動があった。

③ストーマ周囲皮膚の陥凹に適応するため，一番深い7mmの凸面を使用したが，凸面による圧迫

写真❾　「アシュラセルフプレート AC®」(コロプラスト) +「アシュラⅡロックパウチワイド ECC®」(コロプラスト)

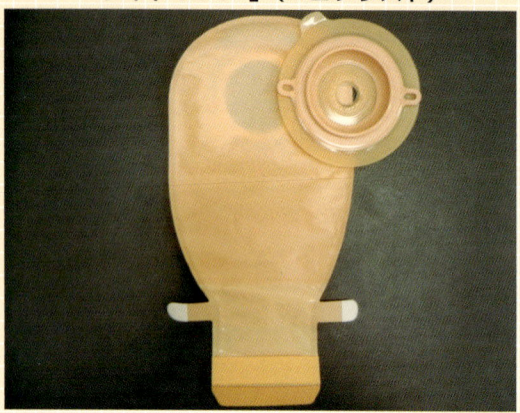

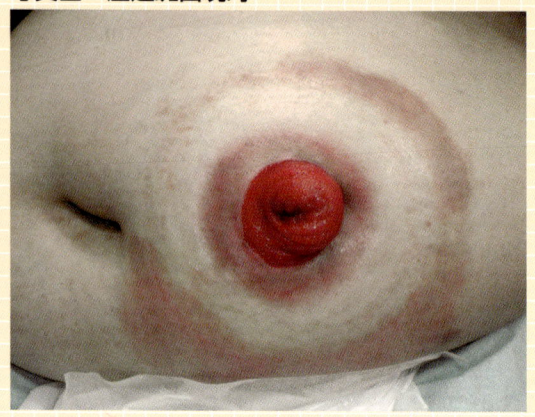

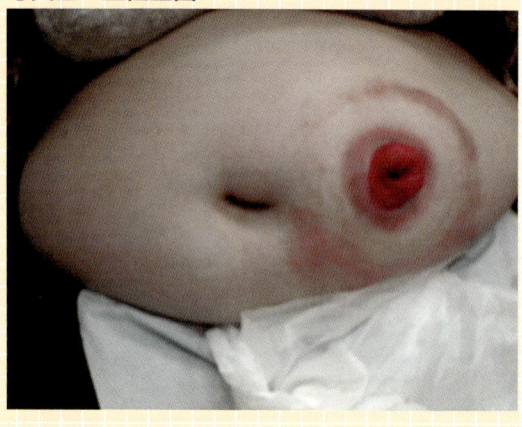

写真❿　圧迫斑出現時

写真⓫　坐位正面

斑が出現した。
　そのため，ストーマのフィジカルアセスメントと粘着性ストーマ装具の分類に沿って3度目の装具選択を実施した。

ストーマ・フィジカルアセスメントツール

評価段階	アセスメント項目	アセスメント	装具選択基準
Step 1 仰臥位 （下肢を伸展させる）	ストーマの形状	正円	A2-49
	ストーマのサイズ（縦径）	30 mm	
	ストーマの高さ	20 mm （仰臥位 7 mm）	A2-59
	ストーマ周囲皮膚 4 cm 以内の手術創，瘢痕，骨突出，局所的膨隆	4 cm 以内に手術創および骨突出なし	*1
Step 2 坐位 （足底を床につける）	ストーマ周囲 4 cm 以内の腹壁の硬度	柔らかい	A2-89
Step 3 前屈位 （背筋の緊張を解き，30 度以上前傾し，なおかつ被験者が日常生活でよくとる体位）	ストーマのサイズ（横径）	32 mm （前屈位横径 34 mm）	B-100
	ストーマ外周 4 cm 以内の皮膚の平坦度	ストーマ全周にわたる	A1-115, B-120 *2
	ストーマ外周 4 cm 以内連結しない皺	無	
	ストーマ外周 4 cm 以内連結する皺	無	
Step 4	ストーマの種類	S 状結腸単孔式ストーマ	A1-1, A1-12, A1-40
	ストーマの排泄物の性状	軟便	A2-36, A1-12

*1　ストーマ周囲全周に沿って全体的に二横指程度の柔らかさである。
*2　すり鉢状である

粘着性ストーマ装具の分類

構造分類	亜分類	アセスメント	装具選択基準
1．システム	1）消化管用　尿路用	消化管用	A1-1
	2）単品系　二品系	単品系	B-100 ＊1
2．面板	1）面板の形状	凸面嵌め込み具内蔵型装具	A1-115 ＊2
	2）面板の構造	全面皮膚保護剤が適応と思われる	A1-34，B-118 ＊3
	3）面板の柔軟性	腹壁は中程度の硬さである ＊4	A1-89
	4）皮膚保護剤の耐久性	中期用 ＊5	A1-34
	5）ストーマ孔	自由開孔を選択した ＊6	B-105
3．面板機能補助具	1）補助具	あり	
	2）ベルト連結部	ベルト使用あり	B-37
4．フランジ	1）フランジの構造	単品系装具	B-105
	2）嵌合方式	単品系装具のため，なし	
5．ストーマ袋	1）ストーマ袋の構造	開放型	A1-40
	2）ストーマ袋の色	肌色	
	3）閉鎖具	付帯型	A1-12

＊1　二品系装具を使用していたが，嵌合させて貼付していたので単品系装具への抵抗はない。
＊2　凸面装具には5 mm，6 mm，7 mmがある。6 mm，7 mm装具を使用したが便漏れと圧迫斑が出現したため，5 mmの凸面装具を選択した。
＊3　放射線治療後であること，元来皮膚が脆弱なため皮膚障害のリスクになると予測されたため。
＊4　自営業で体動が激しいため，あらゆる体勢に追従できる硬めの面板。
＊5　今までの3～4日目交換を維持する。
＊6　凸面嵌め込み具内蔵面板使用のため，既製孔が望ましいが，ストーマサイズに適応する製品がない。

結　果

　装具変更3は，単品系凸面嵌め込み具内蔵型装具「センシュラ1プラス®」43 mmフリーカット（コロプラスト），用手形成型皮膚保護剤「アダプト皮膚保護シール®」98 mm（ホリスター），板状皮膚保護剤「GXトラシール®」50 mm（ダンサック）に決定した。
　既製孔であることが望ましいが，ストーマサイズに適応する製品がないため，自由開孔を選択した。
　ストーマ管理方法は，軟便であることが多いために，ストーマ近接部皮膚への皮膚障害の予防目

写真⑫

> GXトラシール
> 1/3個

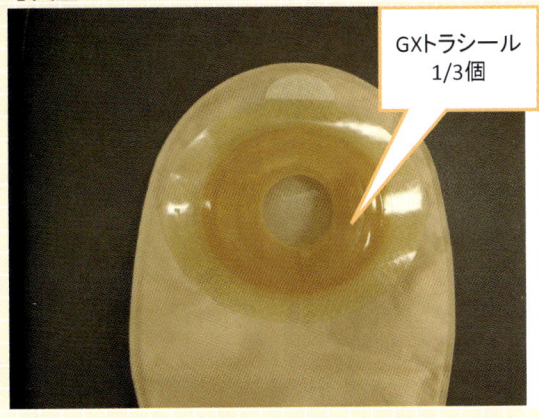

写真⑬

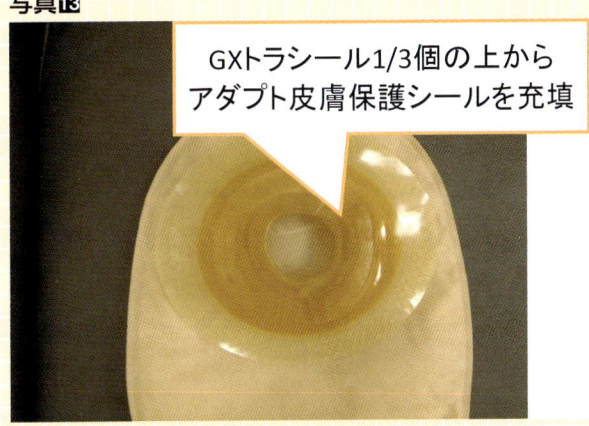

> GXトラシール1/3個の上から
> アダプト皮膚保護シールを充填

的として用手形成型皮膚保護剤を使用した。排泄口が7時方向に低く傾斜するため，面板の7時方向に板状皮膚保護剤「GXトラシール®」50 mm を 1/3 個にカットして補強した（**写真⑫**）。以上のケア方法で便や腸粘液による皮膚障害は出現することなく3～4日目ごとの装具交換の管理が可能となった。

　ストーマ周囲皮膚の中程度の陥凹と非突出型ストーマのため一番深い7 mm の凸面装具を5カ月間使用したが，凸面の幅と一致する紅斑が出現し圧迫斑と判断した。凸面を5 mm へ変更し4カ月後には圧迫斑（紅斑）が消失した。

　1回目の装具選択では長期用皮膚保護剤の面板を使用し急性皮膚障害が発生したが，コットンファイバー入りの全面皮膚保護剤に変更したことで改善した。6 mm の凸面では，面板全体がとても柔らかいため，追従性が悪く便漏れした。そのため，最終の選択装具3は5 mm の凸面ではあるが，面板全体が硬く面板の形状が非正円形であるために，腹壁に中程度の陥凹があってもストーマ周囲4 cm 以内の皮膚もしっかり押さえることができ追従性も良かったので便漏れなく管理が可能となった。

写真⓮　5mmと7mm凸装具の違い

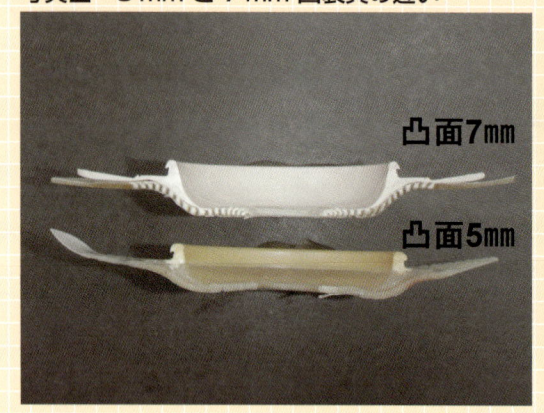

凸面7mm
凸面5mm

写真⓯

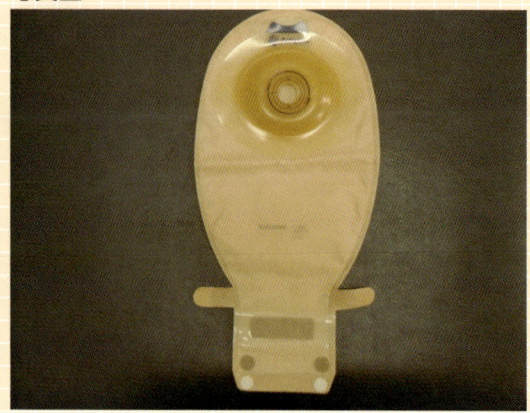

考　察

1．ストーマの高さの変動について

　退院後，毎月約2kg前後の体重増加に伴い，ストーマ粘膜の浮腫も軽減したことでストーマ周囲皮膚4cm以内に中程度の陥凹とストーマの高さの変動が出現した。ストーマは仰臥位で観察すると高さがありストーマ周囲には皺もないため，正円形の理想的なストーマの形状をしている。しかし，ストーマ排泄口の高さが大きく変動した。これは，腹部脂肪層が厚いため腸管が引き込まれていくことで高低差がみられるのではないかと考えた。

　今回のように超肥満の場合は，あらゆる方向から腹壁やストーマ状況，ストーマ周囲皮膚とストーマ排泄口の高さをしっかり観察すること，体重増減の変化を観察し，どのような装具でのストーマ管理がよいのか判断していくことが重要である。

2．凸面装具による圧迫斑について

　深い凸面への変更をしたことで便漏れは改善したが，凸面装具によるストーマ近接部への圧迫斑が出現してしまった（写真❻，❼）。凸面の深さを5mmにし板状皮膚保護剤「GXトラシール®」を併用することで凸面の深さを7mmと同様にしながら，皮膚への圧力を軽減できたためと考える。深い凸面で圧迫斑が出現したときは，凸面の深さを浅い種類へ変更し板状皮膚保護剤で補強する方法もよいのではないかと考える（写真⓭，⓮）。

　凸面による圧迫斑を長期的に改善できない場合は圧迫性の潰瘍になり装具装着が困難となるため，早期発見と装具変更が重要である。凸面を使用した場合は，WOC外来で定期的に経過観察をし，腹壁や体重変化，日常生活の様子を聴取する他，日常の管理方法として皮膚状況の観察方法でストーマ近接部および皮膚色の変化が出現した場合は早めにWOC外来へ連絡し受診するように患者教育をする必要があると考える。

3．面板の形状について

　腹壁の形状は山型であるため，面板を腹壁に追従させる必要性があった。

　「センシュラ1プラス®」（コロプラスト）は面板の形状が楕円形であるため，腹壁への柔軟性，追従性が良かった。「アシュラACシリーズ®」では面板外縁部に皺が入っていたが，「センシュラ

シリーズ」は一番皺が入りやすい箇所に沿って放射状に5カ所スリットが入っているため，面板に入る皺や歪みを軽減でき，超肥満体型にも追従性が良く効果的であった（**写真15**）。

4．用手形成型皮膚保護剤の使用について

「アダプト皮膚保護シール®」98 mm（ホリスター）をストーマ近接部への皮膚障害の予防目的に使用することは，軟便による皮膚障害が発生することなく効果的であった。用手形成型皮膚保護剤「アダプト皮膚保護シール®」98 mm（ホリスター）は，排泄物からの耐水性があり緩衝作用があること，皮膚への保護剤残りも少なく皮膚洗浄しやすいこと，練状皮膚保護剤と比較してさまざまな形に形成しやすいため簡便に使用できることが利点である。

結腸ストーマは固形便であることが多いために用手形成型皮膚保護剤を使用しない場合がある。しかし，ストーマ近接部をよく観察すると便や腸粘液がストーマ近接部に付着している場合もあり，色素沈着や不良肉芽など排泄物による皮膚障害が発生する可能性が考えられる。したがってストーマ近接部は，用手形成型皮膚保護剤を使用して皮膚の保護をすることが効果的であると考える。ストーマ・アセスメントツールでは「水様便にはアクセサリーを使用することを推奨する」となっているが，水様便以外の便の性状でも用手形成型皮膚保護剤を選択するほうが長期的により良い管理が可能ではないかと思う。

まとめ

超肥満体型で腹部脂肪層が厚くストーマ排泄口の高さが大きく変動する場合は，さまざまな体位で腹部脂肪層の動きを観察することが重要である。

凸面を選択するときは，腹壁の形状や腹壁の硬度によって，適応する凸面の深さや凸面の形状を十分に考慮して選択する。凸面を使用する際は，凸面による圧迫斑の発生リスクがあることを念頭に入れ，深い凸面を選択する場合は特に注意する。圧迫斑による管理合併症対策は，日常生活の中でも早期発見できる患者教育や，定期的なWOC外来での経過観察，圧迫斑が出現したときには迅速な装具変更が必要である。

参考文献
1) ストーマリハビリテーション講習会実行委員会・編：ストーマリハビリテーション実践と理論, 金原出版, 東京, 2006.
2) 山本由利子・編：ストーマケア BASIC, メディカ出版, 大阪, 2008.

【山仲　紀代】

9 便の漏れや皮膚障害が見られ，再アセスメントの後，新たに装具選択を行ったケース

症例のポイント
①ADLの変化に伴う腹壁の変化

はじめに

　ストーマ造設患者は，ストーマの形，腹壁の状態などに合わせ，個々に適したストーマ装具選択が必要となる。装具選択は入院中の一度行えばよいものでなく，退院してからの経過を追った状態変化に応じ，そのつど観察・評価・変更が必要となる。

　今回，術後半年を経過してからのストーマ外来受診患者からの相談を受ける機会を得た。患者や家族は，普段近医往診を受けており，ストーマに精通する者がいないなか，日々ケアを行っていた。ストーマや腹壁は姿勢によって変化し，装具はそれに追従できず，排泄物の漏れを生じていた。また，ストーマサイズと面板孔の選択にも問題があり，皮膚障害を発症していた。これらの問題を踏まえ，ストーマや腹壁，普段の日常生活の再アセスメントを行い，装具選択を行った。このことで，排泄物の漏れをきたすことなく，現在快適な生活を送ることができている。

患者プロフィール

患者：90代，女性，円背あり。

ストーマの経過

1．手術後

　残便感，狭窄に伴う排便困難のため受診した。精査の結果，直腸がんと診断され，手術目的にて入院となる。ストーマサイトマーキングを実施し，予定手術にて，ハルトマン術を施行し，左下腹部マーキング部位に下行結腸ストーマが造設された。術後は，長男嫁がキーパーソンとなり，ケアを指導した。腹壁は柔らかく，仰臥位ではストーマに連結する皺は認めず，平板装具でストーマ周囲に安定平面を得ることが可能であった。キーパーソンより，慣れない間は面板と採便袋が別になっていたほうが安心との思いが聞かれ，選択装具は二品系とした。

　また，フランジの嵌合時の疼痛の訴えが聞かれたため，嵌合部を浮動系のものにした。入院時の最終選択装具は「ニューイメージSF®」57 mm（ホリスター），「ニューイメージロックンロール®」（ホリスター）とした。3日ごとの装具交換とし，セルフケア確立となった。入院中はサイズが不安定なため自由開孔使用とし，退院後，落ち着いたら可能であれば既製孔にするように指導した。

　退院後は近医でのフォローを受け，ストーマ外来定期受診はなかった。

2．退院半年後

退院半年後に電話連絡があり，最近ストーマ周囲皮膚の瘙痒感のため自分で剝がしてしまう，皮膚保護剤に便が付着していると相談があり，ストーマ外来受診となった．外来診察時，排泄物の漏れを認めた．在宅での使用装具は「ニューイメージ SF® 57 mm；32 mm プレカット」（ホリスター），「ニューイメージロックンロール®」（ホリスター）であった．最近購入先の業者よりすすめられ，既製孔製品に変更したとのことであった．

手術前は自力で端坐位保持ができていたが，退院後の生活の主体はベッド上臥床であるとのことであった．坐位になる時間は食事のほか，1日数回，家族が車いすに乗せ，外を眺める程度であった．

既往歴

10年前　右股関節症　手術

ストーマ・フィジカルアセスメントツール

評価段階	アセスメント項目	アセスメント	装具選択基準
Step 1 仰臥位 （下肢を伸展させる）	ストーマの形状	正円	A2-49
	ストーマのサイズ（縦径）	25 mm	A2-49
	ストーマの高さ	10 mm	A2-59
	ストーマ周囲皮膚4 cm 以内の手術創，瘢痕，骨突出，局所的膨隆	手術創は5 cm 離れている 瘢痕形成もなく，近位骨突出も見られない	
Step 2 坐位 （足底を床につける）	ストーマ周囲4 cm 以内の腹壁の硬度	普通	
Step 3 前屈位 （背筋の緊張を解き，30度以上前傾し，なおかつ被験者が日常生活でよくとる体位）	ストーマのサイズ（横径）	25 mm	A2-49
	ストーマ外周4 cm 以内の皮膚の平坦度	山型	A1-115
	ストーマ外周4 cm 以内連結しない皺	頭側，尾側ともに浅い皺が見られる．尾側に浅い凹みを生じる	
	ストーマ外周4 cm 以内連結する皺	ストーマに連結する皺は見られない．	
Step 4	ストーマの種類	下行結腸単孔式ストーマ	A1-1　A1-12 A2-3
	ストーマの排泄物の性状	有形軟便	A1-34 A2-29　A2-30 A2-33

ストーマ診察時，腹壁は脂肪が少なく柔らかい，高齢に伴う皮膚のたるみによる細かい皺が見られた．臥床時，坐位時ともにストーマサイズは，25×25×10 mm である．

入院時の体重は40 kg．在宅でも，経口摂取は良好であり体重減少は見られず，来院時も41 kg で

写真❶　臥位正面（退院半年後の外来受診時）

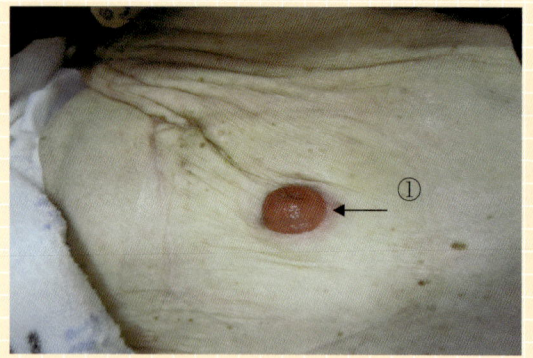

①ストーマ近接部 3 mm に紅斑を認める

写真❷　坐位正面（退院半年後の外来受診時）

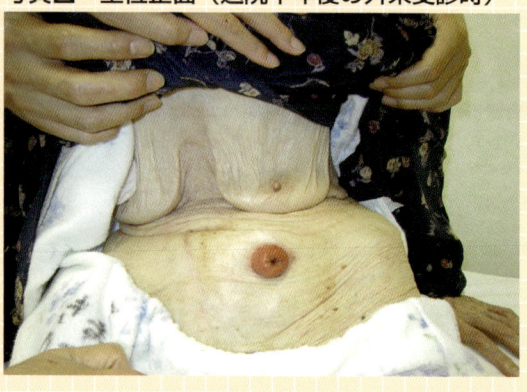

写真❸　坐位前屈（退院半年後の外来受診時）

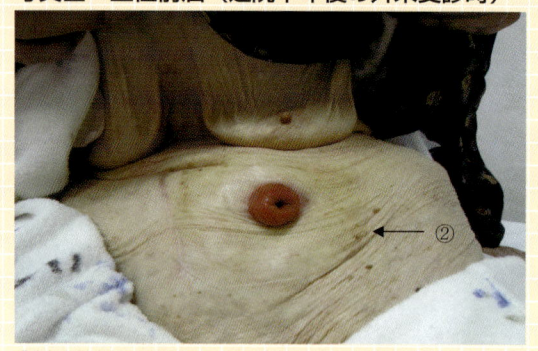

②皺は頭側・尾側ともに見られるがいずれも浅い

あった。円背が見られ，身長は 140 cm。上前腸骨棘が突出しているが，ストーマ粘膜皮膚接合部より 9 cm，円背により坐位時の肋骨下垂も懸念されたが，ストーマ粘膜皮膚接合部より 6 cm と距離があった。ストーマ周囲 4 cm 以内の手術創などもなく，ストーマ外周 4 cm 以内の皮膚は前屈位では山型，臥位では船底型となった。臥位・坐位時，ストーマ外周 4 cm 以内連結する皺はなく，ストーマ外周 4 cm 以内連結しない皺は頭側・尾側ともに見られるが，いずれも浅い。体位変換時の腹壁変化も軽度であった。

　今回のストーマ装具による本人の瘙痒感の原因は，ストーマサイズに対し面板孔のサイズが大きく，ストーマ近接部皮膚への排泄物の付着が刺激がとなっていると考えられた。また排泄物の漏れに対しては，臥位時の船底型の腹壁に対し，二品系装具フランジ部分が面板の追従を妨げていることが原因と考えられた。

　皮膚所見としては，ストーマ粘膜皮膚接合部は成熟しており，問題は見られない。ストーマ近接部全周約 3 mm に紅斑を認める。ストーマサイズに対し，露出部皮膚への排泄物の付着による皮膚障害を起こしていると考えられる。面板貼付部は，反対側腹部と比べ非薄化が見られる。また，面板貼付部に一致して皮膚色の変化が軽度見られる。いずれも，皮膚保護剤貼付，剥離を繰り返していることでの機械的刺激による皮膚変化と考えられる。これらは，非活動性の皮膚障害と判断する。面板貼付部外は特に問題となる皮膚障害は見られない（**写真❶～❸**）。

粘着性ストーマ装具の分類

構造分類	亜分類	アセスメント	装具選択基準
1. システム	1）消化管用　尿路用	消化管用	A1-1　A2-31
	2）単品系　二品系	単品系	
2. 面板	1）面板の形状	平板	A1-115
	2）面板の構造	全面皮膚保護剤	
	3）面板の柔軟性	柔らかい	A1-117　A2-5
	4）皮膚保護剤の耐久性	短期用	A1-34
	5）ストーマ孔	自由開孔	A2-49　*1
3. 面板機能補助具	1）補助具	なし	
	2）ベルト連結部	なし	
4. フランジ	1）フランジの構造	単品系選択のため不要	
	2）嵌合方式	単品系選択のため不要	
5. ストーマ袋	1）ストーマ袋の構造	開放型	A1-40
	2）ストーマ袋の色	半透明	
	3）閉鎖具	付帯型	

*1　単品系装具を選択したため，ストーマサイズは正円形であったが，既製孔サイズと合わないため，自由孔とした。

　ストーマ局所状態にあった装具の機能や構造について「選択する項目9項目」「選択を推奨する項目17項目」「選択することを考慮する」のうち，単孔式結腸ストーマに対する装具選択基準は「消化管ストーマ装具」「短期用皮膚保護剤」「平面装具」「柔らかい面板」「既製孔」「開放型ストーマ袋」が該当した。
　ストーマの種類と選択基準については，システムでは，結腸ストーマは消化管ストーマ装具を選択するとされており，消化管陽ストーマ装具を選択した。
　面板では，有形便には耐久性が短期用または中期用の皮膚保護剤を選択するとされている。また，結腸ストーマは，平板装具を選択することが推奨されている。さらに，柔らかい面板を選択することも推奨されている。患者は，二品系装具使用中であったが，臥位時船底型の腹壁に対し，フランジ部分の硬さが面板追従を妨げていた。臥床生活が主となるため，臥位での腹壁への面板追従が重要であり，推奨されている柔らかい平板単品系装具への移行とした。
　ストーマのタイプと選択基準では，正円形のストーマには既製孔を選択することが推奨されている。患者もこれまで既製孔製品を使用していた。しかし，ストーマサイズの変化に伴い，適切なサイズの既製孔とはいえず変更を要した。しかし，上記にあげた消化管用柔らかい単品系装具では既製孔選択が困難であった。キーパーソンの手先の巧緻性も問題は見られずハサミ使用も可能であったことから，今回は自由開孔を選択した。

ストーマ袋は，消化管ストーマには開放型ストーマ袋を選択することや，有形便には開放型ストーマ袋を選択するとされており，本症例も適応した。

再選択後のストーマ装具

再選択を行った結果をまとめると，システムは単品系装具に変更した。入院中は活動性があり端坐位などでいることが多く，嵌合部が装具追従の妨げになることはなかった。しかし，退院後の生活は臥床していることが多く，船底型の腹壁に二品系装具がなじめずにいた。そのため，追従性のある単品系装具へ変更を行った。単品系装具を選択したため，ストーマサイズは正円形であったが，既製孔サイズと合わないため，面板は自由孔に変更した。キーパーソンは，手先の巧緻性も問題なく，入院中ハサミ使用を経験していたため変更可能であった。その他，キーパーソンの希望として，排便が少しでも見えない袋が良いとのことで，ストーマ袋は半透明のものとした。また，交換頻度は変更せずケアを希望された。

装具候補製品は，「アシュラコンフォートEC®」（コロプラスト），「モデルマフレックスSFロックンロールお好みカット®」（ホリスター）とした（**写真4**）。

候補にあげた理由は，単品系装具の短期交換用であること，面板が柔らかく，採便袋が半透明若しくはそれに近い状態である，ということからである。

最終的に家族と相談し，排泄口など慣れたものが良いという依頼があり，装具は「モデルマフレックスSFロックンロールお好みカット®」（ホリスター）を選択した。

変更装具の評価は，通院が困難なこともあり，1週間後に電話で確認した。排泄物の漏れ，瘙痒感の訴えもなく，定期的に交換できているとのことであった。ストーマ近接部の皮膚障害も軽快しているとのことであった。

今回の症例では，再選択後良好な管理ができており，選択装具はストーマ装具選択基準ともほぼ合致している。選択装具は妥当であったと判断する。

写真4

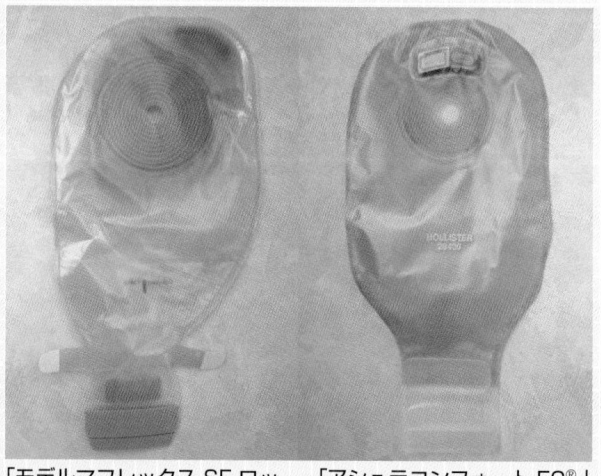

「モデルマフレックスSFロックンロールお好みカット®」（ホリスター）

「アシュラコンフォートEC®」（コロプラスト）

考 察

　今回の症例は，退院後の生活環境に合わせた装具の再検討を必要とした。多くの患者は，入院時選択された装具が自分にとって最良だと感じ使用するため，その後の不具合に対しても気づかないケースもある。また，指導された以外の情報を入手することも少なく，個々の工夫などで対応することもある。腹壁は，体重増減や，病状の進行などにも影響を受け常に変化を見せる。そのため，その方の現状に装具が見合ったものかどうかの判断を継続して行うことが重要である。今回の症例も，退院後の主生活がベッド上になったことで，選択していた二品系装具のフランジ部分が追従できず，排泄物の漏れを生じていた。腹壁の再評価を行うことで，現状に合った装具選択ができ，患者は元の生活に戻ることができている。装具に合わせた生活でなく，生活に合わせた装具の選択は重要である。

　そして，継続して適切な装具選択を行うためには，患者の生活背景などと共に，ストーマ周囲から情報を詳細に得て，ケアに反映させる技術を持たなければならない。それを行うために本症例はストーマ・フィジカルアセスメントツールに当てはめ，局所状態の評価を行った。これらは，ストーマ局所を整理して観察する面で，非常に有効であった。導き出された装具も，患者のその後の生活を快適にすることができ，妥当であったと判断する。ストーマ・フィジカルアセスメントツールなどを参考にし，情報を統合させケアに反映させていくことは重要である。また，それらを使用することで，個々の力量に左右されることなく，局所観察が行え，装具選択に結びつける手段となる。

まとめ

　本ケースでは臥位時の腹壁に対し，面板の追従ができていなかったままの生活となっていた。これらを見直すことで，装具選択の妥当性を定期的に評価する必要性を再認識した。また，評価の際にはアセスメントの視点を明確化しておくことで，考え方をまとめることができる。

【渡辺　歩美】

10 退院後の体重増加に伴う腹部状態の変化により装具変更が必要となったケース

症例のポイント
①ストーマサイズが大きい。
②手術後と退院後で大きくストーマサイズが変化した。
③体重増加によりストーマ周囲の腹壁が平坦から凸型に変化した。

はじめに

　ストーマ装具は，ストーマの位置，種類，ストーマのサイズや形，腹壁の状態などを目安に選択をしていくが，一度選択した装具の変更が必要になる場合もある。
　本症例は，退院後の体重増加に伴う腹部状態の変化により，退院後に装具変更が必要となったケースであり，ストーマ・フィジカルアセスメントツール，ストーマ装具選択基準を参考にアセスメントを行い，装具を選択した。アセスメントに基づいた装具選択により入院中は巨大なストーマであったが，ストーマ粘膜の損傷や皮膚障害を起こすことなく，退院後は装具装着による日常生活上での不快感を和らげることができた。適切なストーマ装具選択は，オストメイトのQOL向上にも繋がるため，局所のアセスメントに基づいた装具選択が重要となる。

患者プロフィール

患者：59歳，男性，身長162 cm，体重45 kg（手術直後）。
　2008（平成20）年9月，直腸がんにて緊急S状結腸双孔式人工肛門造設術。同年10月，直腸がんに対し，根治術施行。退院後ストーマ外来にてフォロー。

ストーマの経過

1．入院～退院まで：直腸がんにて緊急S状結腸人工肛門造設術施行

　大量下血にて救急外来を受診。精密検査を行い直腸がんと診断され，超低位前方切除術ならびにカバーリングイレオストミー造設予定となった。緊急手術であったため医師と相談し，ストーマ造設される可能性のある左右上下腹部4カ所にストーマサイトマーキングを実施した。ストーマサイトマーキング実施の際，腹壁は柔らかく，手術痕，深い皺はなかったが，腹部全体に細かい皺を認めた。仰臥位では腹壁は平坦で，著明な骨突出はみられなかった。病前の腹部について，本人と妻からの情報では「いわゆるビール腹。ベルトは使用するがベルト部分に腹の脂肪が覆い被さるような体型」であった。

手術中に仙骨側，腹側へがんの浸潤が高度であり，切除不能か，もしくは切除したとしてもがん遺残があると判断され，S状結腸人工肛門造設術のみへ変更となった（同年，放射線化学療法・根治術施行）。

　左下腹部ストーマサイトマーキング部にS状結腸双孔式人工肛門を造設した。手術後は腸粘膜の浮腫が著明で，ストーマ粘膜の最大径が70 mmと巨大なストーマであった。ストーマ管理はセルフケアを行うため巨大なマッシュルーム型のストーマ粘膜を直視して貼付でき，ストーマ粘膜の損傷予防ができるよう二品系装具でフランジ部分は柔らかいものとした〔「エスティームシナジーウェハー® 61；フリーカット」（コンバテック），「イージーフレックス ER®」（コロプラスト）〕。

　また，入院前の腹部状態や年齢，仕事や活動状況から，退院後の生活のなかではさまざまな腹壁の動きがあると予想されたため，腹壁の動きに追従するよう，面板が柔らかく外周テープ付きの装具を選択した〔「エスティームシナジーハイドロウェハー® 61；フリーカット」（コンバテック）＋「エスティームシナジーインビジクローズ®」（コンバテック）〕。

　本人・家族（妻）ともにストーマ・ケアに積極的で，創部痛のコントロールを行いながら手術後早期（2病日目）よりストーマ・ケアに参加される。排泄物の状況，皮膚保護剤溶解の程度から装具交換の頻度は4日に1回とし，入院中のシャワー浴は毎日，入浴は1週間に1～2回実施した。

2．退院後

　ストーマ・ケアはセルフケアが可能で，装具の交換は毎日～2日に1回，シャワー浴時にケアを実施していた。ほぼ毎日温泉に通い，帰宅後に装具を交換していた。手術後約半年で12 kgの体重の増加があり，テープ部分の突っ張り感を強く感じるようになった。また「毎日温泉に通いたい。そのつど装具の交換がしたい」という本人の希望があり装具変更を行った。退院時，著明にみられたストーマ粘膜とストーマ基部の差はほぼ同等となり，ストーマ周囲腹壁は山型で皺や瘢痕を認めず，平板の単品系装具へ変更した〔「エスティームインビジクロース®」（コンバテック）〕。

ストーマ・フィジカルアセスメントツール

評価段階	アセスメント項目	入院中のアセスメント結果	変更時のアセスメント結果	装具選択基準
Step 1 仰臥位 （下肢を伸展させる）	ストーマの形状	非正円形	非正円形	A2-49, A2-50
	ストーマのサイズ（縦径）	40 mm	35 mm	A2-103, A2-104 B-100, B-105
	ストーマの高さ	25 mm	18 mm	A2-59
	ストーマ周囲皮膚4cm以内の手術創，瘢痕，骨突出，局所的膨隆	仰臥位のストーマ周囲腹壁は平坦で柔らかく，ストーマに連結する皺は認めなかった。	正中手術痕まで3.5 cm 面板貼付が不安定となる瘢痕なし，腹圧による局所の隆起は認めない。	
Step 2 坐位 （足底を床につける）	ストーマ周囲4cm以内の腹壁の硬度	普通	普通	
Step 3 前屈位（背筋の緊張を解き，30度以上前傾し，なおかつ被験者が日常生活でよくとる体位）	ストーマのサイズ（横径）	37 mm	30 mm	
	ストーマ外周4cm以内の皮膚の平坦度	平坦型	山型	A1-115, A1-117
	ストーマ外周4cm以内連結しない皺	無		
	ストーマ外周4cm以内連結する皺	無		
Step 4	ストーマの種類	S状結腸双孔式ストーマ（口側頭側）		A1-1, A1-12 A2-3 B-21
	ストーマの排泄物の性状	軟便		A1-34 A2-29, A2-31, A2-33

入院中のアセスメント結果

1．皮膚所見（写真❶）

　手術直後でありストーマ装具粘着面皮膚は反対側腹部に比べ大きな差はない。ストーマ近接部の皮膚はストーマ粘膜からの粘液により常に浸軟した状態である。

　ストーマの形状は，非正円形で突出型，粘膜浮腫が強く巨大なストーマである。

　ストーマのサイズは腹圧のかからない仰臥位で計測し，ストーマ基部は縦径40 mm，横径37 mm。ストーマ粘膜部は縦径77 mm，横径48 mm で，排泄口の高さは25 mm であった。

　仰臥位でストーマ周囲の腹壁に，ストーマ周囲4 cm 以内の手術創，瘢痕，骨突出はなく，腹壁の硬さは1縦指以上の沈みがみられ普通（中等）である。

写真1　術直後；仰臥位

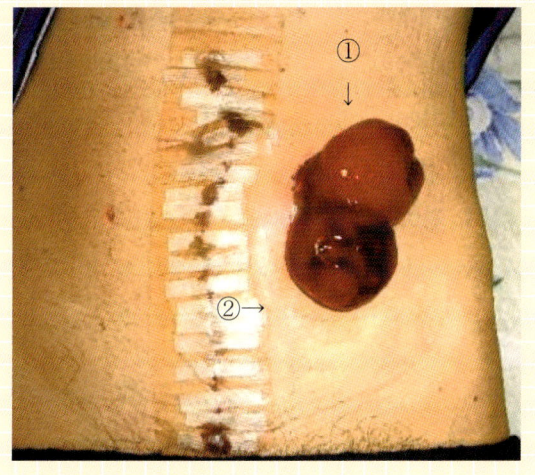

①ストーマ装具粘着面皮膚は，反対側腹部に比べ大きな差はない。
②ストーマ近接部の皮膚は，ストーマ粘膜からの粘液により常に浸軟した状態。

写真2-1　術後；坐位

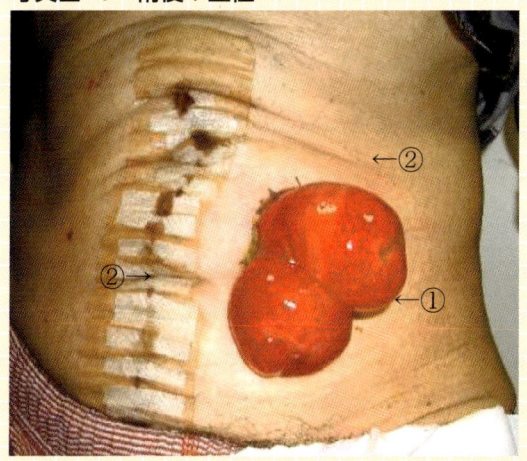

①ストーマの形状は，非正円形で突出型，粘膜浮腫が強く巨大なストーマ。
②皺はあるが，ストーマ周囲4cm以内のストーマに連結しない皺ならびに連結する皺は認めない。

写真2-2　術後；坐位側面

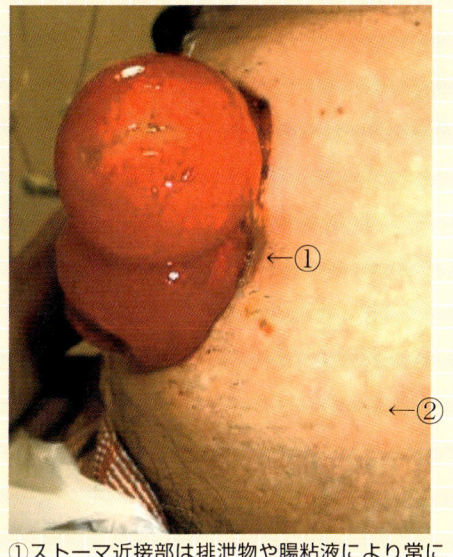

①ストーマ近接部は排泄物や腸粘液により常に湿った状態。
②腹壁の硬さは中等。

　ストーマ外周4cm以内の皮膚平坦度は平坦型と評価したが，仰臥位・坐位での評価であり，前屈位での評価は実施できていない。ストーマに連結しない皺ならびに連結する皺は認めない。

　ストーマ・フィジカルアセスメントの結果，局所の問題として，巨大ストーマであり，ストーマ近接部の皮膚障害やストーマ粘膜の損傷を起こす可能性があった（**写真2-1，2-2**）。

退院後の装具再選択

1．皮膚所見（写真3）

　粘着面皮膚は反対側腹部に比べて薄茶色に色素沈着を認める。皮野は平坦化し菲薄となっている

装具写真❶

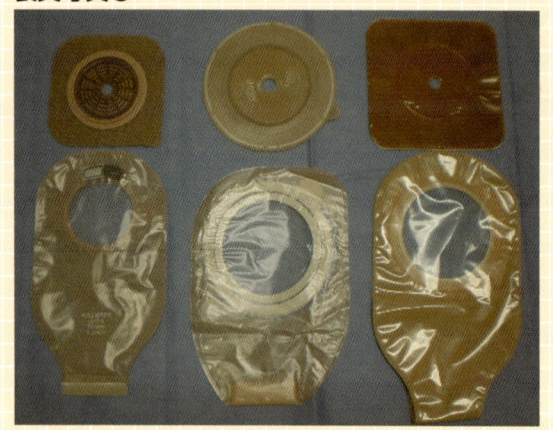

装具写真❷

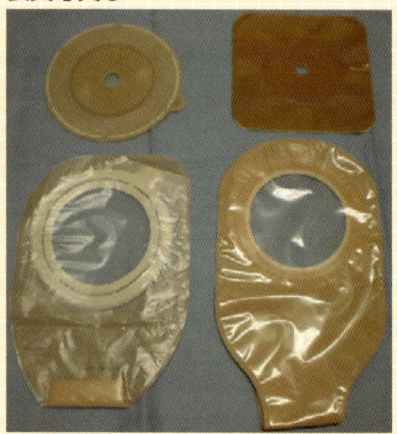

装具写真❸

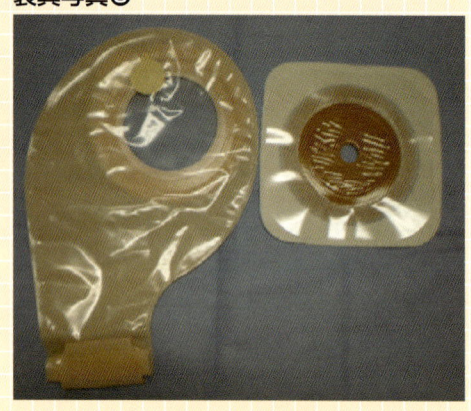

　S状結腸ストーマではシステムは消化管用，ストーマ袋の構造は開放型を選択することが推奨されている。また，皮膚保護剤の耐久性では，排泄物の性状により選択することが推奨されている。
　本症例では，結腸ストーマに推奨されているシステムとして「消化管用，下部開放型のストーマ袋」，排泄物は有形軟便のため皮膚保護剤の耐久性は「短期用または中期用」を使用した。ストーマの形状は，ストーマ孔や補助具の選択に影響する。非正円で突出ストーマには平板装具で自由開孔，柔らかい装具，耐久性は短期用の皮膚保護剤が推奨される。
　入院中の局所状態は，ストーマ周囲に安定した平面が得られ，ストーマ排泄口は25 mmの高さがあることから消化管用，平板を選択した。また，ストーマは非正円形でストーマ基部とストーマ粘膜部に大きな差があるため自由開孔できるものとした。面板貼付時にストーマを直視して貼付できるよう，二品系の装具を使用し，ストーマ袋は透明で開放型とした。フランジ部分は浮動型とし，浮腫で巨大となったストーマの粘膜を損傷しないよう柔らかい粘着式とした。社会背景を考慮し，仕事内容や活動量から，体動時の腹壁の変化に追従するように外周テープ付きで柔軟性があるものとした（「エスティームシナジーハイドロウェハー®」（コンバテック；**装具写真❸**））。

考 察

　ストーマ装具は，失われた臓器の代用であり，直接身体に装着する器具である。数あるストーマ用品のなかからオストメイトの生活に合わせた装具選択を誰もが実施できることが理想である。ストーマ装具を選択するうえで「排泄物が漏れないこと」「皮膚障害が発生しないこと」「においが漏れないこと」はオストメイトのQOLを維持するために重要となる。そのため，装具選択にかかわる医療者には，ストーマ装具選択に必要な腹壁のアセスメントとストーマ装具についての知識が求められる。

　本症例では，術後の体重増加に伴う腹壁の変化，腸管浮腫軽減によるストーマ粘膜形の変化がみられた。局所状態が変化し，日常生活で苦痛が出現したため，退院後にストーマ装具の再選択を行った。ストーマ造設時から本人と退院後の生活をイメージしながら選択した装具は，入院中の生活には適していたが，自宅で生活していくなかでさまざまな問題や装具装着による不快を認めるようになった。

1．巨大ストーマについて

　ストーマ・フィジカルアセスメントツールに当てはめ，局所状態を細かく評価したことは，客観的に「局所にストーマ管理困難となる問題はない」という判断につなげることが可能であった。さらに，入院中と退院後の局所状態の変化が明確になり，装具選択の根拠を見いだすことが可能であった。

　装具使用中のストーマ周囲皮膚所見からも，管理困難となるような障害は認めておらず，この選択は妥当であったと考えられる。ストーマ周囲皮膚の状況に対しては，面板の形状・柔軟性が装具選択の基準となる。ストーマ周囲皮膚が平坦または山型の腹壁であれば装具は平板装具，柔らかい面板を選択が推奨される。

　手術後ストーマ浮腫がある場合の面板ストーマ孔サイズは，ストーマ径より20 mm 大きく開ける[1]。しかし，ストーマ粘膜の最大径に比べてストーマ基部の直径が極端に異なる場合，装具を装着する際に，皮膚保護剤部分にストーマ粘膜が接触し，粘着力の低下やスキントラブル，ストーマ粘膜損傷を起こす可能性があるため，面板ストーマ孔サイズはストーマ粘膜の最大径より大きく開ける。その際，面板ストーマ孔を粘膜が通るサイズに合わせストーマ基部より大きく開孔し貼付するため，ストーマ近接部の皮膚保護が必要になる。皮膚所見では著明な変化は認めていないが，マッシュルーム型のストーマ粘膜が常にストーマ近接部の皮膚に触れている状態である。この状態が続くと皮膚は浸軟し，排泄物などによる刺激を受けやすくなり，皮膚障害発生の原因となりうる。面板貼付時にストーマを直視して貼付できるよう，二品系の装具を使用し，浮動型のフランジとしたことは，浮腫で巨大となったストーマ粘膜の損傷を予防しながらのセルフケア指導が可能であった。

2．体重増加による腹壁の変化について

　本症例では，入院中はストーマ周囲皮膚が平坦型であったが，体重増加に伴い社会復帰後にストーマ周囲皮膚が山型へと変化した。腹壁に変化はあったが，いずれの時期も推奨されている平板で柔らかい面板の使用は妥当であった。

　退院後の装具再選択に伴い，入院中・装具変更時のストーマの局所状態について，ストーマ・フィジカルアセスメントツールを使用したことは，装具選択に必要な条件をストーマ局所から判断することができ，局所状態にあった必要な装具の機能や構造を見いだすことが可能であったと考えられ

る。ストーマ装具選択を，ストーマ・フィジカルアセスメントツールに基づき評価し，本人がストーマ管理を継続できたことは，この装具選択が妥当であったとの判断ができる。

　本症例のように，退院後に装具変更が必要になる場合も，そのときの局所状態を適切にアセスメントし，粘着ストーマ装具の分類を理解したうえで装具選択していく必要がある。ストーマ装具選択に必要な条件を局所状態から見いだし，数多くのストーマ用品のなかからオストメイトのQOL維持につながるような装具の機能・構造を選択していくためには，推奨されている装具選択の条件をオストメイトの生活背景と合わせて選択していくことが重要であると考える。

まとめ

　ストーマ装具は，ストーマの位置，種類，ストーマのサイズや形，腹壁の状態などをアセスメントし，オストメイトの生活状況に合わせて選択する。今回のような手術後の巨大なストーマでは，粘膜の損傷予防や皮膚障害発生の予防のため，サイズの変化に対応できる装具を選択する必要がある。そのためには，数多くのストーマ装具のなかからオストメイトの生活に合った装具を選べるようにストーマ装具についての知識が求められる。また，退院後の体重変化も考慮して長期的にオストメイトとかかわっていく必要がある。

　今回，巨大ストーマの装具選択を振り返り，ストーマ造設直後から退院後まで，著しく変化していくストーマに対しての装具選択の一つ一つを明確化していくことで，ストーマ装具選択を客観的に捉えることができた。今後の装具選択においても，それらを使用することで適切に装具選択を行う基準となると考えられる。

文献

1) 井口奈美恵，他：第3章　術後トラブル対処法　2，ストーマ合併症．伊藤美智子・編，ストーマケア．Nursing Mook15，学習研究社，東京，2003，pp.164〜202.

【若林あずさ】

⑪ 進行がんの化学療法中にストーマ旁ヘルニアと腸脱出が発生したケース

症例のポイント
① ストーマ旁ヘルニアと腸脱出の合併症。
② 巨大なストーマサイズ。
③ 仰臥位と坐位でのストーマサイズの変動。
④ ストーマ周囲皮膚の膨隆が重度で，腹壁の硬度が硬い。
⑤ 二品系固定型装具のカップリング部で皮膚の圧迫性の潰瘍の発生。

はじめに

　ストーマ旁ヘルニアと腸脱出の晩期合併症により，ストーマ周囲の局所的膨隆のため期待する装具の装着期間が得られなくなったことや，二品系の固定型のカップリング部による圧迫性の皮膚潰瘍が発生した症例である。
　そのため局所的膨隆に適応した二品系粘着式装具へ変更した結果，期待する装具の装着期間が得られ，固定型のカップリング部の圧迫性の潰瘍が治癒した成果が得られた。
　今回のケースのように，ストーマ旁ヘルニアのため膨隆した腹壁には，装具による二次的な合併症を誘発する危険があるため固定型装具を避け，面板が追従しやすい粘着式装具などのカップリングの形状を注意深く選択する必要がある。

患者プロフィール

患者：40代，男性，170 cm，74 kg（体重の増減はない）。
職業：労働作業，一人暮らし。
趣味：球技，週末はスポーツクラブで活動する。

ストーマの経過 （表❶）

　局所進行直腸がん（StageⅤ），多発性肝転移，肺転移（切除不能多発）を診断され，術前化学療法（mFOLFOX6＋アバスチン 8 コース）後に，待機手術にて腹腔鏡下で直腸切断術・肝切除術を施行した。術前のストーマオリエンテーションおよびストーマサイトマーキング（写真❶）を実施し，術後はマーキング部位に管理良好なストーマが造設されセルフケアは順調に確立できた。
　術後は肺転移の進行のため化学療法治療（mFOLFOX6＋アバスチン）を再開したが，転移の状況は徐々に進行していった。術後 9 カ月ころよりにストーマ旁ヘルニアと腸脱出が発生し，期待する装具装着が得られなくなりはじめ局所管理が困難な状況になっていった。

表❶ ストーマ・フィジカルアセスメントツール（Stoma phusical assessment tool, SPA ツール）[1]

		ストーマ・フィジカルアセスメント		
		術後1週目	術後6カ月頃〜	術後9カ月頃〜（合併症発生）
ストーマの種類		消化器系　S状結腸単孔式ストーマ		
排泄物の性状		有形	泥状から有形	下痢便傾向
ストーマ所見	・ストーマ形状 ・ストーマサイズ mm （縦・横・高さ）	突出・非正円 38×48×20 （坐位前屈）	40×43×23 （坐位前屈）	突出　正円 45×45×53 （坐位前屈）
ストーマ周囲の腹壁	・ストーマ周囲4 cm以内の手術創，瘢痕，骨突出，所見的膨隆 ・硬度	無 普通	→	有：所見的膨隆 硬い：特にヘルニア門4時方向の周囲皮膚
ストーマ外周4 cm以内の皮膚の状況	・皮膚平坦度 ・連結しない皺 ・連結する皺	平坦型 無 無		山型

粘着性ストーマ装具の分類[2]

構造分類	亜分類	仕様		
		術後1週目	術後6カ月頃〜	術後9カ月頃〜（合併症発生）
		装具1	装具2	装具3
1．システム	1）消化器用 2）二品系	→		
2．面板	1）面板の形状 2）面板の構造 3）面板の柔軟性 4）皮膚保護剤の耐久性 5）ストーマ孔	平板 全面皮膚保護剤 柔らかい 中期用	→	平板 全面皮膚保護剤 柔らかい 中期用
3．面板機能補助具	1）補助具 2）ベルト連結部	ベルト使用あり		ベルト使用なし
4．フランジ	1）フランジの構造 2）嵌合方式	浮動型 浮動型嵌合式	固定型 ロック式	浮動型粘着式 粘着式カップリング
5．ストーマ袋	1）ストーマ袋の構造 2）ストーマ袋の色 3）閉鎖具	開放型 肌色 付帯型	→	

写真❶　術前のストーマ位置決めの腹壁状況

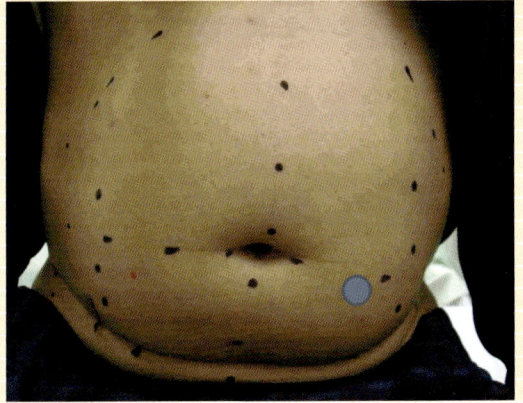

坐位；正面 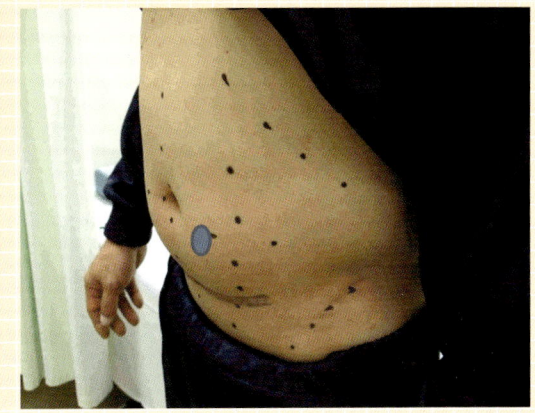　　　　　　　　　　　　　立位；左側腹部

写真❷　装具1：

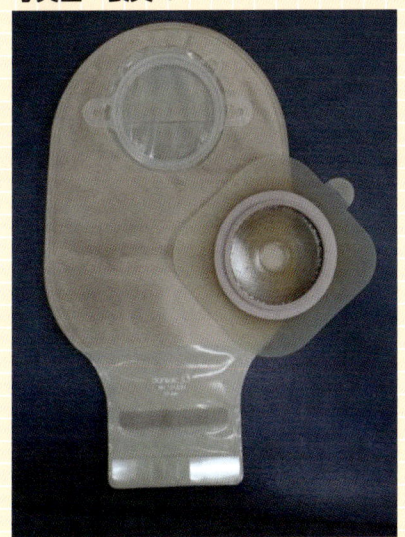

二品系平板
浮動型嵌合式装具

1．術後から退院ころの局所管理

　使用装具は，ストーマ周囲の皮膚が平坦でストーマに連結する皺や，連結しない皺のどちらもないため，平面装具の使用が可能であった。若く活動性も高いため，単品系装具よりは二品系装具とベルト使用でストーマ周囲皮膚の密着性を強くした二品系平面浮動型嵌合式装具（装具1）「ノバ2リング® 55 mm，ノバ2フォールドアップ肌®」55 mm（ホリスター，ダンサックブランド）（**写真❷**）を選択した。

　面板開孔部はストーマ粘膜皮膚接合部にアダプト皮膚保護シールで皮膚の保護をした。剥離時は剥離液「3M皮膚用リムバー®」（3Mヘルスケア）を用いて愛護的に剥離した。交換設定は，皮膚保護剤の耐久性が中期用であったが，野外での労働作業をすることや，休日はスポーツをするため活動性が高いことから，2日〜3日ごと交換とした。交換時の面板状況は皮膚保護剤の溶けはなく，

写真❸ 装具2：

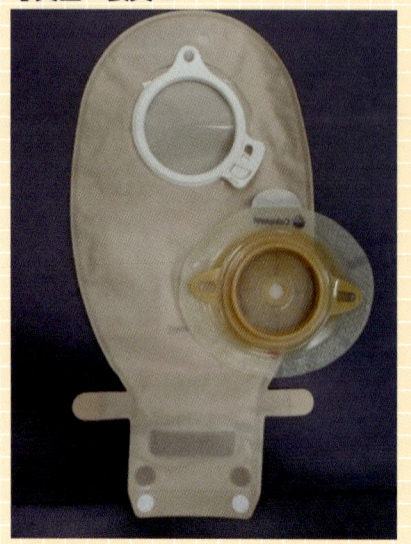

二品系平板
固定型ロック式装具

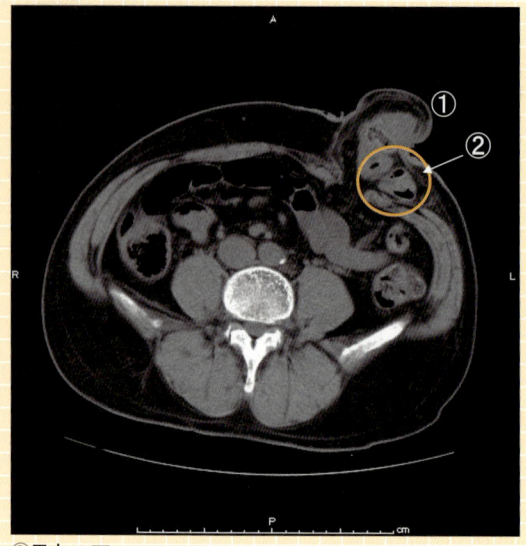

写真❹ ストーマ旁ヘルニア

①ストーマ
②ヘルニア部
　ヘルニア内容（大腸）

膨潤は5mm程度で，ストーマ粘膜皮膚接合部への便の付着や皮膚障害がなく良好な管理ができていた。

2．術後6カ月ころ（春頃）

術後6カ月ころより発汗量が多くなり皮膚保護剤の耐久性が低下したため，装着3日目より面板の外縁部の全体が剝がれやすくなってきた。そのため，二品系固定型ロック式装具（装具2）「センシュラ2プレート® 60mm，センシュラ2バックナチュラル®」60mm（コロプラスト）（**写真❸**）へ装具変更をした。

センシュラシリーズは，皮膚保護剤の耐久性の中期用のセンシュラ2プレートと，長期用のセンシュラ2XPROの2種類から選択可能であるため，発汗量の多い気候に合わせて皮膚保護剤の使いわけが可能と考え装具の変更をした。センシュラ2プレートで3日目の交換で良好に管理できた。

3．術後9カ月ころ

術後9カ月ころよりストーマ周囲皮膚の膨隆が軽度発生し，ストーマ周囲4時方向のストーマ基部より2cm外縁部の腹部の不規則な強い痛みを訴えるようになった。外科医師の診察とCTの結果（**写真❹**），晩期合併症のストーマ旁ヘルニアと診断された。医師から本人への説明は，次のように行われた。

ストーマ旁ヘルニアの治療は，修復術としても再発率が高いこと，現在の進行がんの化学療法の治療を継続することが最優先であるため，保存的な管理となった。

腹部の不規則な痛みは，ストーマ旁ヘルニア部の便の通過や腸蠕動の刺激のため経過観察とした。

ストーマ状況は，ストーマ旁ヘルニアと腸脱出の合併症が出現したことで，ストーマ管理は，面板全体が腹壁より浮き上がり1〜2日ごとの交換で装具が適応しなくなってきた。また，ストーマ周囲の膨隆した皮膚変化で固定型装具が適応しなくなり，固定型のカップリング部による圧迫性の

写真5

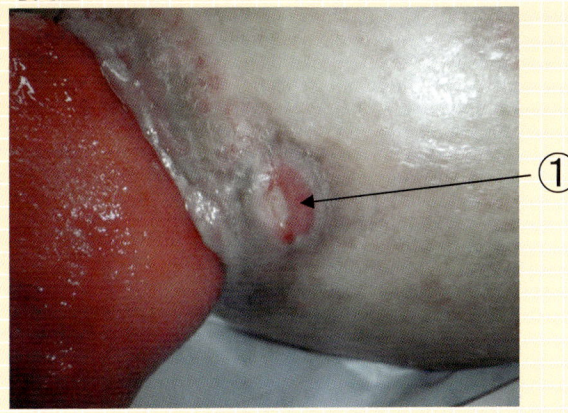

①ストーマ近接部の3時方向の皮膚潰瘍

皮膚潰瘍（写真5）が発生した。そのため，ストーマ装具選択及びケア評価を実施した。

ストーマ装具選択とケアの実際　（表2 3）

1．ストーマ状況　（写真6）

　ストーマ旁ヘルニアと腸脱出が発生したときのストーマサイズは，縦45×横45×高さ53 mmの突出の正円であった。ストーマ周囲4 cm以内の手術創，瘢痕，骨突出はないが，ストーマ旁ヘルニアのため所見的膨隆が重度であった。硬度はストーマ旁ヘルニア門4時方向周囲にかけて硬かった。ストーマ外周4 cm以内の皮膚状況は，皮膚の平坦度は山型へ変化し，連結しない皺と連結する皺ともになかった。

　ストーマ旁ヘルニアの状況は，ヘルニア門は4時方向，ヘルニア内容は大腸，ストーマ周囲皮膚の膨隆の直径サイズは約10 cm以上，下腹部の形状は，鋭角なお椀状に膨隆していた。ストーマは中程度の浮腫と，うっ血重度，軽度の外的刺激で粘膜出血しやすい状況であり，便にも血がときどき混じることもあった。ストーマ腸脱出部の物理刺激による粘膜損傷は認められなかった。

　ストーマ周囲の皮膚状況は，ストーマ近接部に排泄物付着による影響を受け急性皮膚障害の紅斑と慢性皮膚障害の色素沈着を軽度認め，ストーマ基部より2 cm外縁部の3時方向の皮膚は真皮層までのサイズ1 cm×1 cmの少量の滲出液のある皮膚潰瘍を認めた（写真5）。これは，二品系固定型装具のカップリング部による圧迫と，ヘルニア門4時方向の皮膚が膨隆したために，物理的な圧迫が原因である圧迫性潰瘍が発生した。面板貼付部は全体に軽度の色素沈着を呈している。これは，術直後から非アルコール含有の液体の剥離剤「3M皮膚用リムバー®」（3Mヘルスケア）を使用して愛護的に剥離していたが，長期的な化学療法による皮膚の基底細胞が障害されたことで皮膚の脆弱化が起こったことや，発汗量が多く短期交換で管理していたことの原因から発生したと考えた。

　病状は術後より肺転移や肝転移が進行しておりCT上も増大傾向であり，身体的状況は月2回の化学療法の通院治療でmFOLFOX6＋BV13コース目となったため，軽度の労働は行えるが疲労は高度で日常生活に支障があった。疼痛は軽度あるが日常生活に支障はなく疼痛コントロールはしていなかった。浮腫は以前と比較して軽く出現してきていたが，日常生活に支障はなかった。mFOLFOXの有害事象である手の指の痺れは軽度あったが，ストーマの装具交換や排泄物処理をすることにおいては特に支障はなかった。

写真❻a：仰臥位；正面

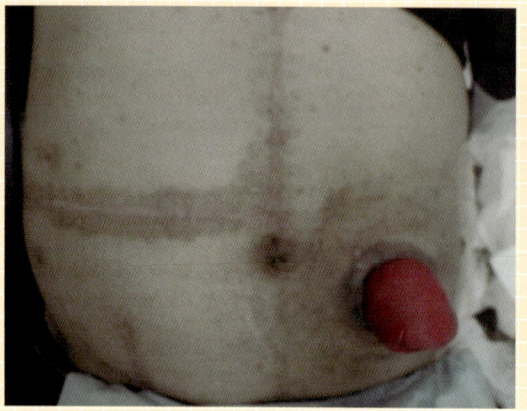

写真❻b：坐位；正面

＊ストーマサイズは，仰臥位で縦 35×横 35×高さ 30 mm が，坐位では縦 45×横 45×高さ 53 mm に変化する。

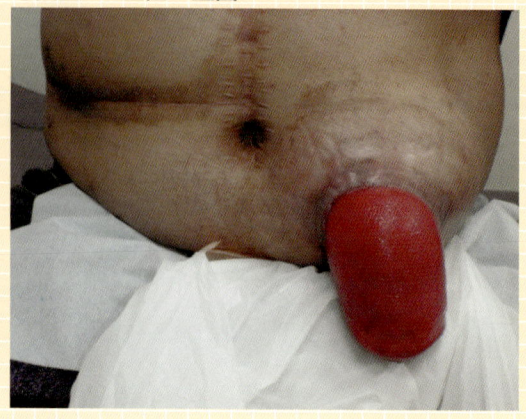

写真❻c：立位；左側腹部

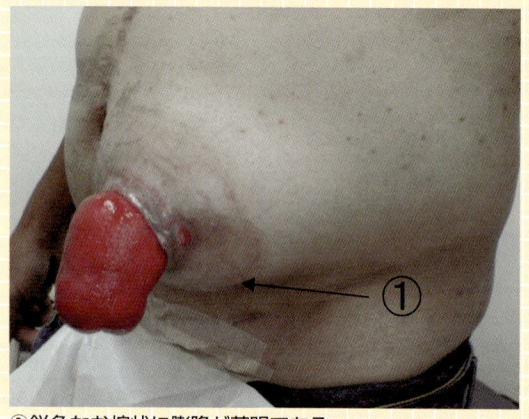

①鋭角なお椀状に膨隆が著明である。

2．ストーマ管理における問題点

- ストーマ旁ヘルニアと腸脱出が発生しストーマおよびストーマ周囲状況が変化（**写真❺**）したため，装具の装着期間が 1 日～2 日しか装着できない。
- 二品系固定型のカップリング部によるストーマ周囲皮膚の圧迫性潰瘍が発生した。

ストーマ・フィジカルアセスメントツール （術後9カ月頃に実施）

評価段階	アセスメント項目	アセスメント	装具選択基準
Step 1 仰臥位 （下肢を伸展させる）	ストーマの形状	正円	B-105
	ストーマのサイズ（縦径）	45 mm	B-105, A2-103
	ストーマの高さ	53 mm	A-59
	ストーマ周囲皮膚4 cm以内の手術創，瘢痕，骨突出，局所的膨隆	有 局所的膨隆	A1-115, A1-117
Step 2 坐位 （足底を床につける）	ストーマ周囲4 cm以内の腹壁の硬度	硬い	B-87
Step 3 前屈位 （背筋の緊張を解き，30度以上前傾し，なおかつ被験者が日常生活でよくとる体位）	ストーマのサイズ（横径）	45 mm	B-105, A2-103
	ストーマ外周4 cm以内の皮膚の平坦度	山型	A1-115, A1-117, B-120
	ストーマ外周4 cm以内連結しない皺	無	
	ストーマ外周4 cm以内連結する皺	無	
Step 4	ストーマの種類	消化器系 S状結腸単孔式ストーマ	A1-1, A1-12, A1-34, A2-3, A2-5, A2-29
	ストーマの排泄物の性状	下痢便	A-40, A2-36, B-35

粘着性ストーマ装具の分類 （術後9カ月頃に実施）

構造分類	亜分類	アセスメント	装具選択基準
1．システム	1）消化管用　尿路用	消化管用	A1-1, A1-12, A2-29
	2）単品系　二品系	二品系	＊1
2．面板	1）面板の形状	平板	A1-115, A2-3, A2-59
	2）面板の構造	全面皮膚保護剤	A2-5, A2-33, A2-103＊2
	3）面板の柔軟性	柔らかい	A1-117＊3
	4）皮膚保護剤の耐久性	中期用	＊4
	5）ストーマ孔	自由開孔	B-105＊5
3．面板機能補助具	1）補助具	なし	
	2）ベルト連結部	ベルト使用なし	
4．フランジ	1）フランジの構造	浮動型	A2-5, A2-33, A2-103＊6
	2）嵌合方式	粘着式	A2-5, A2-33, A2-103＊7
5．ストーマ袋	1）ストーマ袋の構造	開放型	A1-12
	2）ストーマ袋の色	肌色	＊8
	3）閉鎖具	付帯型	＊9

＊1　活動性が高く発汗量が多いため単品系より安定性がよい二品系にした。

＊2　長期的な化学療法治療のため，すでに面板全体に軽度の色素沈着もあることから，テープで皮膚障害を誘発させない全面皮膚保護剤にした。

＊3　ストーマ外周4cm以内の皮膚の状況で皮膚の平坦度は山型であり，下腹部の形状は鋭角なお椀状のため面板の追従性は柔らかいものにした

＊4　夏で発汗量が増加したことや，野外の仕事であること，週末はスポーツで汗をかくなどの条件から中期用にした。

＊5　ストーマサイズ縦45×横45mmの巨大傾向のストーマサイズに適応できることと，腸脱出があるためストーマ6時方向の粘膜基部の物理刺激を回避するため50mmで面板を開孔した。

＊6　固定型で皮膚潰瘍が発生したため，固定型は使用中止し浮動型にした。

＊7　腸脱出が5.3cmのためストーマ6時方向の垂れ下がりがある。嵌合方式の場合は，嵌合部に垂れた粘膜が擦れ粘膜潰瘍の原因になる可能性があるため，粘着式にした。また，お椀状の腹壁に追従できる嵌合方式は，浮動型粘着式のほうはより密着する。（写真7）
フランジの浮動型粘着式装具のメーカーはコンバテック社製とコロプラスト社製がある。「エスティームシナジーウエハー®」（コンバテック）の面板は，鋭角なお椀状に膨隆した腹壁には硬く不適応である。エスティームシナジーハイドロウエハーはテープ付の面板で接着面はハイドロコロイド粘着テープを使用しているが，剥離刺激は強いと予測されるため不適応である。
「センシュラ2フレックスプレート®」（コロプラスト）（写真8）は，面板が格子状で柔軟性があり面板外周部に5個所スリットが入っているため歪みを軽減でき，お椀状に膨隆した腹壁に追従しやすい面板形状である。

＊8　ストーマ袋の構造は開放型であり，ストーマ袋の色は社会復帰しているため肌色にした。

＊9　閉鎖具は化学療法の有害事象である手の指先の痺れがあるため，使い勝手の悪い固有閉鎖具は避け，指先の力や感覚があまりなくても使用可能な付帯型にした。

写真7

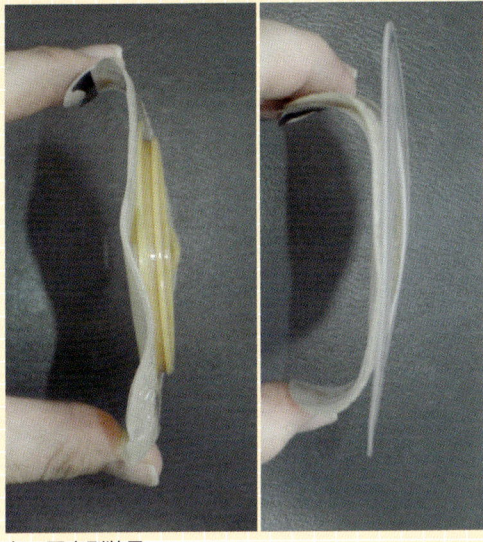

左：固定型装具
右：粘着式装具
粘着式装具が柔らかく追従性がある

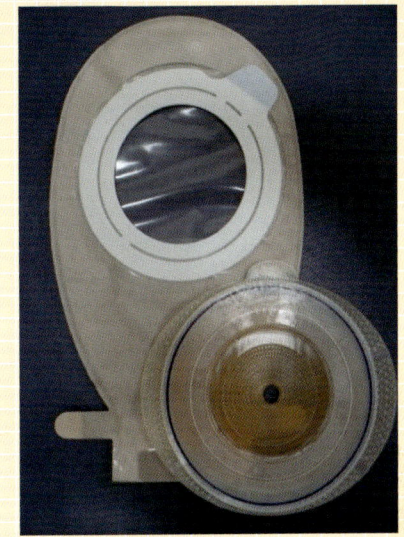

写真8　装具3：

二品系平面浮動型粘着式カップリング装具

1．ストーマケアの実際

「ストーマ・フィジカルアセスメントツール」と「粘着性ストーマ装具の分類」の条件を満たす装具を以下に決定した。

(1) 二品系平面面板の浮動型粘着式装具（装具3）

「センシュラ2 フレックスプレート®」70 mm（フリーカット 10-68 mm）（コロプラスト）・「センシュラ2 フレックスバック肌®」70 mm（コロプラスト）（**写真8**）

＊センシュラ2シリーズは，皮膚保護剤の耐久性の中期用のダムルレイヤー皮膚保護剤と長期用のダムルレイヤー Xpro 皮膚保護剤の2種類の皮膚保護剤が選択できる。そのため，本症例のように発汗量の多い夏やスポーツのときは長期用のダムルレイヤー Xpro 皮膚保護剤「センシュラ2XPRO フレックスプレート®」（コロプラスト）の併用が可能あり，TPO に適応した装具選択ができることが利点である。

(2) ストーマケア方法

①装具の交換間隔は，3日目毎とした。
②面板の開孔は，ストーマサイズに合わせて 50 mm で開ける。
③ストーマ周囲の露出した皮膚は，「アダプト皮膚保護シール®」（ホリスター）を用いて充填し皮膚と粘膜の保護をする。
④ストーマ旁ヘルニアの悪化防止のため，ヘルニア予防の専用ベルト「ストーマメッシュヘルニア保護ベルト®」（ミムロ）と「ヘルニア用補正下着」（コロプラスト）を着用する（**写真9**）。
⑤面板を剥がす時は，非アルコール含有の剥離液「3M 皮膚用リムバー®」（3M ヘルスケア）を多めに使用して，愛護的に剥がす。

以上の方法に変更をしたことで，装具2；二品系固定型ロック式装具を使用していたような面板外縁が浮き上がる現象はなくなり，ストーマ周囲の圧迫性の皮膚潰瘍は約1ヵ月で治癒した。

写真9　ヘルニアの専用ベルト

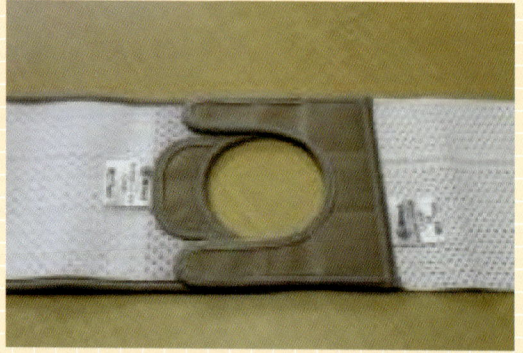

「ストーマメッシュヘルニア保護ベルト®」（ミムロ）

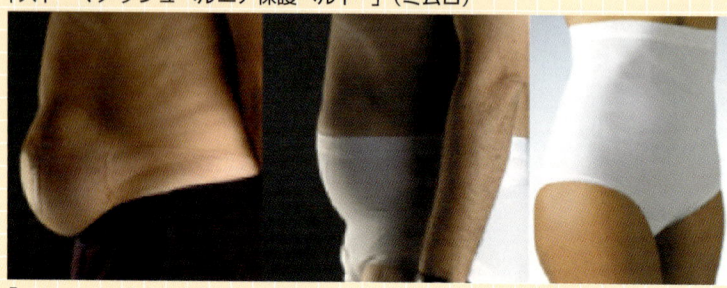

「ヘルニア用補正下着®」（コロプラスト）

　装具交換の状況は，3日目で発汗は中程度，面板の皮膚保護剤の溶解はなく膨潤4mm程度で皮膚への便付着や漏れはなく良好に管理できた。発汗量が多かったが，「センシュラ2フレックスプレート®」（コロプラスト）で3日間の装着が十分にできた。

　ヘルニアの予防専用ベルト「ストーマメッシュヘルニア保護ベルト®」（ミムロ）や「ヘルニ用補正下着」（コロプラスト）の着用により，「ベルトをつけるとお腹周りが楽になった感じがする」と話され，ストーマ周囲4時方向の腹部の強い痛みを訴えることがなくなった。

　排泄口の取り扱いは，化学療法の有害事象の影響で指先のしびれが軽度あったが，柔らかいマジックテープであったため問題なく使用できていた。

　装具管理の費用は，3日毎の交換で面板770円と畜便袋400円で月10セットの使用で1カ月11,700円となった。身体障害者手帳の内部障害4級の給付券の利用をして自己負担額は約4,000円程度で管理した。

考 察

1．重度の膨隆した腹壁への装具選択

　今回の症例のように，ストーマ旁ヘルニアの出現により重度の膨隆したことで固定型装具が追従せずに期待する装着が得られなくなったが，カップリング部を粘着式にしたことで非常によく追従し面板の浮き上がりが消失したため，重度の膨隆した腹壁には二品系で柔軟性のある粘着式装具が効果的であった。ストーマ旁ヘルニアはストーマ脱出と合併することがあり[1]，本症例も腸脱出の合併症が出現したため，ストーマ全体が下方に垂れ下がっていることで，カップリングに粘膜が擦れて粘膜損傷のリスクファクターとなることが予測された。

そのため，ホリスター社製の二品系浮動型装具も面板の追従性がよく発汗量に合わせて皮膚保護剤も3種類の中から選択することが可能であったが，二次的な粘膜損傷の合併症予防と化学療法の有害事象による指先のしびれのためホリスター社製の排泄孔の場合は力が入りづらく扱いづらいため選択から除外した。指先に力がなくても取り扱えるコロプラスト社製の排泄孔は問題なく取り扱えたため排泄物処理によるストレスを生じることなく管理できた。粘着式装具で腸脱出したストーマ粘膜を予防的に管理できたことから効果的であった。

2．圧迫性の皮膚潰瘍への装具選択

圧迫性の皮膚潰瘍は，固定型と比較して局所的な除圧ができる粘着式に変更したことで，潰瘍が1カ月で治癒した結果から有効的な装具選択であった。固定型のカップリング部の物理的圧迫が原因で圧迫性の皮膚潰瘍が3時方向に発生した要因としては，ストーマ旁ヘルニアの発生部位が2時〜3時方向で腹壁の硬度が硬かったことや，皮膚が伸展していたこと，長期間の化学療法による皮膚の脆弱化が圧迫性潰瘍のリスクファクターであったと考える。したがって，本症例のような腹壁の硬度が硬く膨隆したストーマ周囲状況では，固定型装具や凸面装具などの硬い装具を避けることが望ましい。

3．「アダプト皮膚保護シール®」の使用

アダプト皮膚保護シールの使用は，腸脱出のため仰臥位と坐位でのストーマサイズが変化することや，泥状便による皮膚障害を回避できたことで，ストーマ粘膜基部に非アルコール含有の練状皮膚保護剤を用いて保護することは有効であった。

一般的にはストーマ旁ヘルニアとしての治療は，修復術の再手術は再発率が高いため行われない[1)2)]。本症例の場合は，癌の多臓器再発のため持続可能な化学療法治療が優先するべきものであったため手術の適応にはならなかった。そのため，保存的にヘルニアバンドやパンツをTPOに合わせて使用することで腹腔内の局所的な疼痛コントロールやヘルニアの悪化を効果的に防止できた[3)]。

今後は，肺転移や肝転移のさらなる病状の悪化によって緩和治療時期へと移行し，ストーマの局所状況もがん性腹膜炎や腹水貯留により腹腔内圧が上昇し，さらに腸脱出が悪化することが予測される。今回の選択装具は，ストーマ浮腫や腸脱出が悪化しても面板の規格を90 mmまで大きくして対応が可能であることや，腹水やがん性腹膜炎，腸閉塞などで腹部がさらに膨満したとしても粘着式のため丸い腹壁に追従しうるものである。たとえば，緩和治療時期にまったく違う装具に変更することや，ケアを変更することは，終末期の排泄行動において非常に不安な心理状況になりスピリチュアルペインの増強になるため頻回な装具変更は望ましくない。そのため，今回の選択装具は，病状の進行からその後の変化を予測した装具であり，今後も規格の変更のみで継続使用が可能なことが利点である。

今後予測される緩和治療時期での装具購入は，腹壁が変化する可能性があるため給付券にあわせての長期間（4カ月〜6カ月）のまとめての購入は避け，局所状況の変化を確認しながら2カ月単位の装具購入をすることが望ましいと考える。

まとめ

今回は晩期合併症であるストーマ旁ヘルニアや腸脱出が発生したため，装具の変更が必要となっ

た症例であった．一般的にストーマ旁ヘルニアが発生するとストーマ周囲皮膚が膨隆のため丸い腹壁になるため，面板が追従しやすい二品系粘着式装具の選択で成果があった．固定型装具は，面板の追従が得られないだけでなく，装具による二次的な圧迫性の皮膚潰瘍を誘発する危険がある．そのため，使用する場合は皮膚変化に十分に注意して経過観察する必要がある．

引用文献
1) 倉本　秋監訳他，ストーマとストーマ周囲皮膚障害　診断・治療アトラス，ダンサック，p.15.
2) ストーマリハビリテーション講習会実行委員会・編：ストーマリハビリテーション；実践と理論，金原出版，東京，2006，pp.54-55.
3) 穴澤貞夫・編：実践ストーマ・ケア（臨牀看護セレクション 10），へるす出版，東京，2000.

参考文献
1) 山田陽子，松浦信子，末永きよみ，他：適正なストーマ装具選択のためのストーマ・フィジカルアセスメントツール作成の試み．日本ストーマ・排泄会誌，25（3）：113-123，2009.
2) 熊谷英子，大村裕子，山本由利子，他：ストーマ装具選択に必要な装具分類．日本ストーマ・排泄会誌，25（3）：103-112，2009.
3) 大村裕子，秋山結美子，石澤美保子，他：社会復帰ケアにおけるストーマ装具選択基準の一提案，日本ストーマ・排泄会誌，25（3）：133-112，2009.

【松浦　信子】

12 急激な体重減少により腹壁の変化をきたしたオストメイトのケース

症例のポイント
①著明なるいそうで腹壁の形状に変化をきたした。
②坐位・立位・前屈位で皺が生じ，装具の密着性が悪くなる。
③ストーマに関する定期的なケアを受けていなかった。

はじめに

　体型の変化は誰にでも起こりうる可能性があり，その程度によっては今まで使用していたストーマ装具が合わなくなり，漏れなどの問題を生じる可能性がある。今回，急激に体重が減少し，腹壁の形状およびストーマ周囲に変化を生じたため，尿漏れをきたした症例に対し，ストーマ・フィジカルアセスメントツールを用いてアセスメントを行い，装具の再選択を行った。腹壁の状態に合わせ浅い凸面装具を選択した結果，漏れを起こさずに定期的な装具交換が可能になった。同時に定期的にストーマの状態を患者とともに確認していく機会の必要性を理解した。

患者プロフィール

患者：K氏 70歳，男性。身長 163 cm，体重 36 kg，BMI：13.5，痩せ型。

ストーマの経過

　2005（平成17）年に他院で膀胱がんのため膀胱全摘除術，回腸導管造設術を受けた。手術は待機手術であり，マーキングも実施された。術前はビデオ視聴などのオリエンテーションもなされたが詳しいことは覚えていないという。また，術後，マーキング位置にストーマが造設されたかも不明である。

　ストーマ造設後は問題なく約3週間で退院した。装具の交換は入院中に習得でき，妻と二人暮らしのK氏は，退院後は妻にサポートしてもらいながらセルフケアを行っていた。手術を受けた病院は自宅より遠方であったため，術後の外来受診以外には行くことはなく，また，外来では退院後のストーマに関するケアの確認や指導などはなかった。

　ただ，ときおり尿が漏れたりすることがあると装具を販売している販売店の担当者に相談し，装具を選択していた。販売店の担当者は医療従事者ではなく，実際にK氏のストーマを見たり，触れたりすることできないため電話でのやり取りで装具を選択していたという。

　2010（平成22）年6月 MRSA 腸炎のため当院に入院中，頻回に尿漏れが生じ，入院病棟よりストーマケアの依頼があり，介入となった。

体重は 2005（平成 17）年の膀胱全摘術時には 50 kg あったが，この時点では 36 kg（−14 kg）であった。定期的に測定する習慣はなく，徐々に減少してきているが，5 月に入り肺炎にかかってからは一気に体重が減ったと自身で感じていた。

　装具の交換はおおよそ 4 日に 1 回の定期交換で行えていたが，体重減少が著明になったころ（5 月ころ）から尿漏れも頻回に起きていた。

既往歴

2000（平成 12）年　脳内出血（麻痺なし）
2005（平成 17）年　膀胱がん，膀胱全摘除術，回腸導管造設
2007（平成 19）年　急性心不全
2008（平成 20）年　肺炎
2009（平成 21）年　下肢 ASO（ステント留置）
2010（平成 22）年　肺炎，MRSA 腸炎

ストーマ・フィジカルアセスメントツール （表）

評価段階	アセスメント項目	アセスメント	装具選択基準
Step 1 仰臥位 （下肢を伸展させる）	ストーマの形状	正円	A2-49，B-35 ＊1
	ストーマのサイズ（縦径）	20 mm	＊2
	ストーマの高さ	17 mm	A2-59　＊3
	ストーマ周囲皮膚4 cm 以内の手術創，瘢痕，骨突出，局所的膨隆	ストーマ周囲全周性に33 mm：柔らかい。坐位・腹圧時に膨隆する。	B-120　＊4
Step 2 坐位 （足底を床につける）	ストーマ周囲4 cm 以内の腹壁の硬度	硬い （1縦指以下）	B-87　＊5
Step 3 前屈位 （背筋の緊張を解き，30度以上前傾し，なおかつ被験者が日常生活でよくとる体位）	ストーマのサイズ（横径）	22 mm	A1-115，A1-143，B-118 ＊6
	ストーマ外周4 cm 以内の皮膚の平坦度	ストーマの周囲は陥凹型	
	ストーマ外周4 cm 以内連結しない皺	有：3〜6 mm の浅い皺	
	ストーマ外周4 cm 以内連結する皺	有：3〜6 mm の浅い皺	
Step 4	ストーマの種類	回腸導管	A1-1，A1-6，A1-12，A1-40，A2-29　＊7
	ストーマの排泄物の性状	淡黄色尿	

＊1　既製孔の面板も選択可能。
＊2　現在使用している装具はフランジ径57 mm であり，検討必要。
＊3　10 mm 以上の高さがあり，突出している。A2-59 では突出ストーマには平板装具を選択することを推奨しているが，K氏のストーマ周囲の皮膚は陥凹しており，凸面装具を使用することとした（A1-115）。
＊4　ストーマ近接部に安定した面が得られにくい。隙間を生じる可能性がある。
＊5　腹壁は硬いため，柔らかい面板が追従しやすい。脊椎がわずかに円背を呈し，下腹部全体が突出する。B-87 では硬い腹壁には平板装具を使用することを考慮するとあるが，K氏のストーマ周囲の皮膚は陥凹しており，凸面装具を使用することとした（A1-115）。
＊6　前屈時，面板貼付部の腹壁が浅く膨隆している。また，ストーマ頭側3 cm のところには上腹部の皮膚がたるみ，皺が生じる。面板貼付部に安定した平面を得られない可能性がある。
＊7　排泄物は水様（尿）であるため，面板にある程度の耐水性が要求される。

皮膚の所見

＜所　見＞
＊粘着面皮膚は反対側腹部と比べ，全体的に色素沈着と色素脱失が目立っている。

＊粘着面の外周は面板貼付部を超えて色素沈着が見られている。
＊粘着部は頭側の一部で色素沈着は見られるが，全体に軽い色素脱失が見られる。
＊近接部には全周性に濃い色素沈着が見られる。
＊皮野は完全な肌理ではないが残っている。皮野は平坦化，一部，一方向に走る皮野も見られる。特にストーマ近接部から全周性に3cmは皮野の平坦化は著明であり，皮膚に光沢がみられ，薄い。

＜アセスメント＞

＊近接部の濃い色素沈着は皮膚保護剤の溶解により，皮膚が尿に長時間接触していたことで皮膚障害を起こしていたものと考える。
＊面板貼付部外周を超える部位の色素沈着は，漏れを予防するために貼付していた粘着テープの貼付部に沿っていることから，粘着テープの影響と思われる。
＊面板の粘着状態，面板の剝離方法やスキンケアの方法に影響する部位であり，方法を確認し指導していく必要がある。

写真1 術後5年目（写真2〜4も同様）

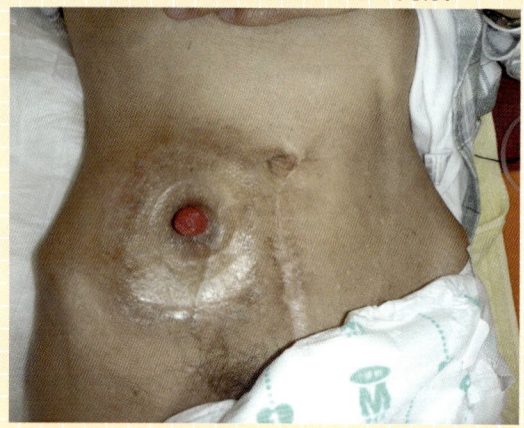

仰臥位正面

写真2

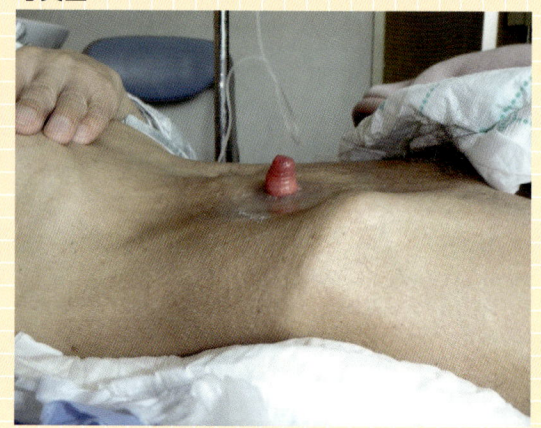

臥位で腹壁が船底型になる

写真3

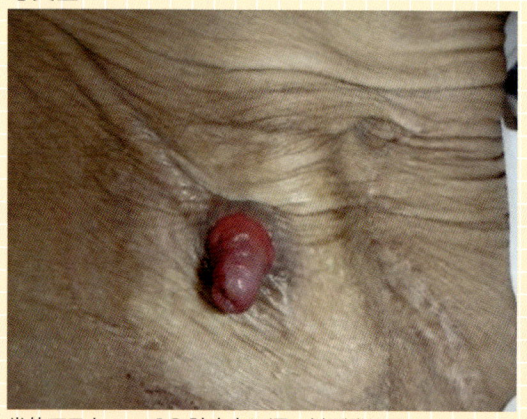

坐位でストーマ10時方向に深い皺が生じる

写真4

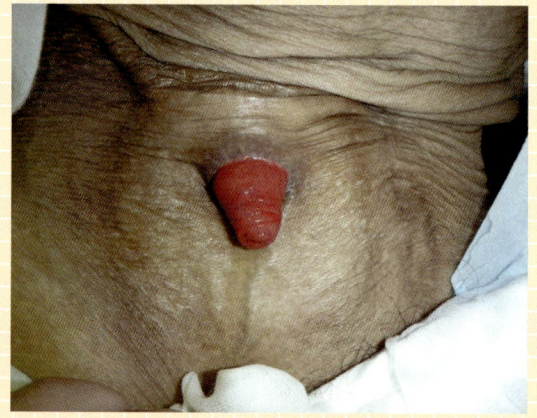

前屈位で下腹部が膨隆し，ストーマ尾側に窪みが生じる

粘着性ストーマ装具の分類 （表）

構造分類	亜分類	アセスメント	装具選択基準
1．システム	1）消化管用 尿路用	尿路用	A1-1，A1-6，A1-12，A1-40，A2-29
	2）単品系 二品系	単品系	＊1
2．面板	1）面板の形状	浅い凸面	A1-115，A1-143，B-118　＊2
	2）面板の構造	全面皮膚保護剤	＊3
	3）面板の柔軟性	柔らかい面板	＊4
	4）皮膚保護剤の耐久性	中期用	A1-6，A1-34，B-118　＊5
	5）ストーマ孔	既製孔	A2-49，B-35　＊6
3．面板機能補助具	1）補助具		
	2）ベルト連結部	ベルト使用なし。	A2-121，B-37　＊7
4．フランジ	1）フランジの構造		＊8
	2）嵌合方式		
5．ストーマ袋	1）ストーマ袋の構造	尿路型	A1-12，A2-29 尿路ストーマ（回腸導管）
	2）ストーマ袋の色	透明	＊9
	3）閉鎖具	ダブルロック機能	

＊1 もともと二品系を使用していたが，それも嵌合させて貼付していたので，単品系に抵抗はない。

＊2 ストーマの高さは十分にあるが，坐位，前屈時にストーマ近接部に膨隆を認め，その周囲に浅い窪みを生じている。またストーマに連なる浅い皺や細かいちりめん皺も生じるため凸面装具が安定すると考える。

＊3 面板貼付部の皮膚の菲薄化やテープ貼付部の色素沈着がみられている。全面皮膚保護剤が適応と考える。

＊4 腹壁は硬く，体位によって変化が激しいため，追従するものがよい。

＊5 今までの3～4日交換のペースを維持したいという希望あり。

＊6 今までも既製孔を使用していた。視力も低下しており，切る必要のないものが良い。

＊7 高度のるいそうであり，ベルトも既製のものではゆるみを生じ，隙間を生じてしまうため使用せず。A2-121，B-37ではストーマ周囲が陥凹しているストーマにはベルトを使用することを推奨するとあるが，K氏は既製のベルトではサイズが合わず，縫い縮めるなどの工夫が必要となり，それが困難ということで使用しなかった。

＊8 もともと，二品系を嵌合させてから貼付していた。面板貼付後も嵌合部をはずすことはない。

＊9 装着時にストーマが見えるほうがよい

ストーマ装具選択と考察

K氏はもともとやせ型であったが，2010（平成22）年6月にMRSA腸炎に罹患後，体重減少が著明となり，ストーマ周囲を含む腹壁の形状に変化をきたしたことが尿漏れを生じた最大の原因と

考える。ストーマ周囲および腹壁の状態を観察し、選択基準に照らし合わせながら考察し、装具を選択した。

1. 凸型装具の選択

　通常，非突出のストーマに対し凸型装具を使用することが多いが，ストーマの形状やストーマに連結する皺など近接部の密着を要する局所条件があれば，凸型装具が選択される。K氏の場合もストーマ自体の高さは十分にあるが，体位で変化する近接部の膨隆やストーマに繋がる皺が出現するため，近接部の面板の密着の安定を図る目的で凸面装具が有効であると考えた。

　ストーマから4cm以内に瘢痕などがある場合，アクセサリーを使用することで面板の密着性が高められ，使用が推奨されている。K氏はストーマ近接部に坐位時や腹圧をかけたときに膨隆を生じる。また坐位，前屈位でストーマから4cm以内に3〜6mmの浅い皺や細かいちりめん皺が生じる。そのためストーマ近接部には体位により違いのある不整形な凹凸が生じるため，ある程度耐水性が期待され，凹凸に追従できる保護剤で補正することが有効であると考え，用手形成型練状皮膚保護剤「アダプト皮膚保護シール®」（ホリスター）を使用した。今回使用した，用手形成型練状皮膚保護剤にはサイズの小さいものと大きいものがあり，形成には小さいもののほうが容易であるが，大きいものをカットしながら使用するほうがランニングコストを考えると経済的面でのメリットがあり，K氏と妻に相談し，大きいものをカットして使用することとした。

　ストーマに連結する深い皺がある場合，ベルトを使用することが推奨されているが，K氏はるいそうが著明であり，既製サイズのベルトでは緩みが生じ，面板を密着させることには繋がらない。使用するには縫い縮めるなどの工夫が必要となり，それが自宅では困難であったことと，凸面装具と練状皮膚保護剤の使用により密着が得られていたためベルトは使用しなかった。

2. 全面皮膚保護剤の面板の使用

　K氏の面板貼付部は面板の剝離刺激や長期の面板貼付の影響と思われる皮野の平坦化や色素脱出がみられ，面板貼付部の外縁には粘着テープが原因と考えられる色素沈着がみられている。また，近接部は尿の長時間接触と思われる濃い色素沈着を生じている。

　このような変化が今後も継続すると皮膚は薄く脆弱な状態に移行することが推測される。ストーマ周囲の皮膚の変化を改善もしくは悪化させないためには，剝離刺激が少なく，皮膚保護性の高い面板の素材が適切であると考えた。

　装具変更後からは漏れはなくなり，面板の外縁の剝がれも以前より改善したので，粘着テープを使用しなくなった。粘着テープによる皮膚への刺激は解決された。

3. 二品系から単品系への変更

　K氏はもともと二品系の装具を嵌合してから貼付しており，いったん貼付したあとは面板と採尿袋をはずすこともなかったため，単品系装具への変更も可能と考えた。単品系だと面板と袋の嵌合がない分，柔らかい。そのためK氏のやせ型の硬い腹壁には追従しやすいと考えた。特に面板の外縁は硬い装具だと体動（とくに前屈位）によって浮き上がることが多く，K氏は外縁を粘着テープで固定していたため，テーパーエッジ型の面板が有効であると考えた。K氏からも二品系から単品系にしたことで嵌合部がなくなり，前屈位でも腹部に感じる圧迫感が減少したとの発言があった。

前記を考慮し，下記の2つの装具を選択し比較した。

製品名	「ノバ 1 ウロストミー×3®」（ダンサック）	「セルケア® 1．Uc」（アルケア）
	単品系	単品系
既製孔の有無	有	有
テーパーエッジ	有	有
粘着面積	100×100 mm	100×100 mm
採尿袋のサイズ	245×150 mm	260×150 mm
凸部の高さ（最高値）	3.3 mm	3 mm
皮膚保護剤	CPFB系	CPBHS系
排泄孔の機能	ダブルロック	ダブルロック
価格	850円/枚	1,100円/枚

4．既製孔装具の選択

　ストーマの形状は正円形であり，前屈時でも横径の差は3 mm以内であり既製孔を選択できると考えた。B-35にもあるように尿路ストーマでは既製孔を選択することを考慮することがあげられている。K氏は視力が低下してきたこともあり，ストーマ孔をハサミでカットするというような細かい作業を省くことができることも既製孔を選択する理由の一つとなった。

　その結果，凸部の面積が狭く近接部の密着をより高められることと，剥離刺激が少なく，セラミドが配合されたCPBHS系の皮膚保護剤「セルケア®1・Uc」（アルケア）を使用した。面板粘着部の面積もセルケアのほうが狭く，粘着面による影響を極力少なくすることが期待できる。また，痩せ型で腹壁の面積が狭いK氏にとっては骨突出部位にもかからず，安定した面で密着を図ることができる。価格については1枚当たり250円高くなるが，ランニングコストと装具の交付券などを考慮し可能な範囲と考えた。

　面板を選択すると同時に，愛護的なスキンケアの方法に関しての指導が重要であると考え，剥離方法，洗浄方法について重点的に指導を行った。今後，時間の経過で面板貼付部の皮膚の変化が現れてくることも予測され，定期的な観察の継続が必要である。

K氏はストーマを造設して以後5年間，ストーマに関する問題があっても相談先がわからず，装具の販売店に連絡して相談していた。販売店ではK氏から聞いた内容で装具を選択し，とりあえず漏れずに管理できていた。しかし，長い年月を経ることで面板の素材やスキンケア方法などにより，ストーマ周囲皮膚にさまざまな変化が出現してきていた。今回，尿漏れを生じた原因は直接的には関与しないものの，今後同様のストーマケアを継続することで，ストーマ周囲の皮膚は変化を続け脆弱な状態に移行することも考えられる。ストーマ外来など定期的にストーマやストーマケアを確認し，オストメイトが適切な管理を行えるようかかわり，相談できる場が必要である。

まとめ

①るいそうが著明な硬い腹壁には，腹壁に追従するような柔らかい面板が適している。
②高さが十分にあるストーマでも，近接部に窪みや皺を生じて安定した面が得られない場合は凸面装具が有効である。
③体形の変化や皮膚の変化などにより，ストーマ装具の変更を余儀なくされることは誰にも起こりうることであり，ストーマ外来などでの定期的な継続したケアが必要である。

文献

1) 山田陽子，他：適正なストーマ装具選択のためのストーマ・フィジカルアセスメントツール作成の試み．日本ストーマ・排泄会誌，25（3）：113-123，2009
2) 熊谷英子，他：ストーマ装具選択に必要な装具分類．日本ストーマ・排泄会誌，25（3）：103-112，2009
3) 大村裕子，他：社会復帰ケアにおけるストーマ装具選択基準の一提案．日本ストーマ・排泄会誌，25（3）：133-145，2009

【松本　美和】

13 骨突起の近くに造設された非突出型の巨大ストーマのケース

> **症例のポイント**
> ①ストーマサイズが大きく，装具選択が限られる。
> ②体位によってストーマの形状が変化する。
> ③ストーマと肋骨弓の距離が近い。
> ④ストーマの高さがない。
> ⑤体位によりストーマに連結する深い皺が発生する。
> ⑥体位により腹壁が流動的に変化する。

はじめに

ストーマ保有者は排泄機能障害が存続することから，生涯にわたり質の高いケアの提供が必要である。一度良好に管理が確立していたとしても，時間の経過とともに変化する身体的，精神的，社会的側面を十分アセスメントし，ストーマ管理の目標と方法を評価，修正することが大切であり，先手を打ったケア方法の検討が求められる。

本症例は，非正円，非突出型の巨大ストーマであり，また，骨突起の近くに造設されたストーマであった。ストーマ径が大きく装具選択が限られるが，アセスメントなどで装具検討をし，用手形成型皮膚保護剤や潤滑剤を使用することで定期交換が可能となった。

患者プロフィール

患者：84歳，女性。独居。年齢相応の理解力があり，身の回りのことはすべて自立している。

ストーマの経過

ストーマ造設後10年以上適切な継続ケアを受けることなく自分なりの方法でセルフケアを行っていたが，ストーマケアが生活していくなかで一番負担であると近医で訴え，ストーマ管理目的で当院を紹介受診した。なお，手術，ストーマ造設などは他院であり，詳細については不明であった。

疾患名・手術：
  1996（平成8）年：S状結腸がんのためS状結腸切除術施行
  1997（平成9）年：イレウスのため小腸部分切除術施行
  1998（平成10）年：イレウスのためストーマ造設術施行

ストーマサイトマーキング：準緊急手術であり，ストーマサイトマーキングの実施はなかったとのこと。

ストーマ造設位置：左上腹部に造設された双孔式コロストミー（経腹直筋経路）

術後経過：不明である。

既往歴

高血圧で内服治療中。

頸椎症により頸部屈曲障害，両手指のしびれがある。頸部屈曲障害により，頸部の屈曲が限られるため，腹部の全体を直視できず，前屈位や坐位を保持する際に腹部の変形が大きい。

ストーマケア介入時までの局所ケア

ストーマケア介入時までの使用装具などは以下の通りである。

使用装具：CPB系単品系装具「アクティブライフ術後用パウチS®」（コンバテック）。
皮膚保護剤外周に医療用アクリル系粘着テープ使用。

交換間隔：外周テープから便が漏れ出たとき（不定期）。1日に1回以上交換（平均1日2回の交換）。

交換方法：体位は立位か坐位。
直視困難であるため手探りで貼付している。
装具の最大有効径である70 mmに面板ストーマ孔を開けて使用している。

ストーマケア介入時の問題点

①便漏れがあり，ストーマ装具を24時間以内に不定期に交換している。
②ストーマ近接部，皮膚保護剤貼付部，貼付部外周に皮膚障害がある。
③不定期に便漏れがあるため，外出が制限される。
④頻回な装具交換による負担，皮膚障害による不快感が常にある。

ストーマ・フィジカルアセスメントツール　(表❶)

評価段階	アセスメント項目	アセスメント	装具選択基準
Step 1 仰臥位 (下肢を伸展させる) 写真❶ 初診時　仰臥位	ストーマの形状	非正円 38 mm（縦）×62 mm（横）	A2-49, A2-50
	ストーマのサイズ（縦径）	38 mm	A2-103, A2-104, B-100, B-105
	ストーマの高さ	4 mm	A2-59　＊1
	ストーマ周囲皮膚4 cm以内の手術創，瘢痕，骨突出，局所的膨隆	①正中創とストーマ外縁3 cm，肋骨弓とストーマ外縁1.5 cm。②ストーマ粘膜皮膚接合部全周に未抜糸と考えられる瘢痕組織がある。③局所的膨隆なし。	A2-78
Step 2 坐位 (足底を床につける) 写真❷　坐位 写真❸　側臥位 皮膚がルーズな状況 写真❹ 腹壁の膨隆	ストーマ周囲4 cm以内の腹壁の硬度	硬い	B-87　＊2
Step 3 前屈位 (背筋の緊張を解き，30度以上前傾し，なおかつ被験者が日常生活でよくとる体位) 写真❺　前屈位	ストーマのサイズ（横径）	80 mm 45 mm（縦）×80 mm（横） 仰臥位と比較しストーマ径拡大 横径18 mm変化 縦径7 mm変化 ストーマの高さ2 mm ストーマ排泄口が9時方向に偏位	A2-49, A2-50, A2-103, A2-104, B-100, B-105
	ストーマ外周4 cm以内の皮膚の平坦度	山型	A1-115, A1-117, B-120
	ストーマ外周4 cm以内連結しない皺	①ストーマ頭側2 cmの部位に，正中から側腹部へ横走する深い皺。②正中から側腹部へ斜め下に，ストーマ近接部7時方向を通過する浅い皺。	A2-134
	ストーマ外周4 cm以内連結する皺	・正中創の瘢痕組織と，ストーマ創の瘢痕組織に挟まれた部位に皺が発生 ・ストーマ10時方向から正中へ深い皺 ・ストーマ9時方向から正中へ浅い皺 ・ストーマ8時方向から正中へ浅い皺	A1-143, A1-145,　＊3 A2-149,　＊4 B-148

評価段階	アセスメント項目	アセスメント	装具選択基準
Step 4	ストーマの種類	横行結腸双孔式ストーマ	A1-1，A1-12，A2-3，A2-5，B-21
	ストーマの排泄物の性状	泥状便〜軟便（ブリストル便形状スケールタイプ5，6）	A1-34，A1-40，A2-29，A2-31，A2-33

*1 ①排泄口の傾きはない。②ストーマの中心に排泄口はなく，正中側へ開孔している。③仰臥位でストーマの高さ 4 mm，坐位で 2 mm と非突出ストーマである。④凸型装具を選択することが推奨されるが，肋骨弓までの距離が 1.5 cm であるため平板装具を選択する。

*2 ①痩せ型女性の上腹部に造設されたストーマであり腹部皮下脂肪層が薄い。②84 歳と高齢であることから皮膚の扁平化，皮下脂肪組織の減少があること，50 歳頃の最高体重より約 10 kg の体重減少があること，体位による腹壁の変化が著しいことなどから腹壁の皮膚がルーズな状態。③CT 画像上明らかなストーマ旁ヘルニアの所見はなく，触診上もヘルニア門なし。しかし坐位にてストーマ 12 時〜6 時方向に腹壁が膨隆する。

*3 基準では凸型の硬い面板を選択するが，肋骨弓が近く面板が浮き上がってしまうこと，皮下脂肪が極端に薄く面板が押さえられないことから，平板の柔らかい装具を使用した。また，ストーマ径が大きく適応する凸型装具がない。有形便に排泄コントロールをすることにより平板面板で可能とアセスメントした。

*4 ベルトを使用することが推奨されるが，上腹部に造設されたストーマで肋骨弓までの距離が短いため，ベルトの効果が有効に得られないとアセスメントし使用なしとした。

写真1　初診時　仰臥位

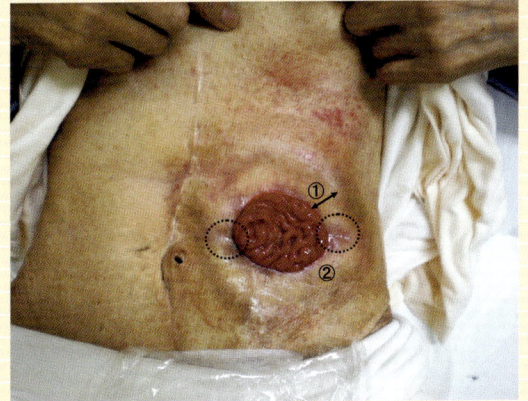

①肋骨弓とストーマ外縁 1.5 cm
②未抜糸と考えられる瘢痕組織

写真2　坐位

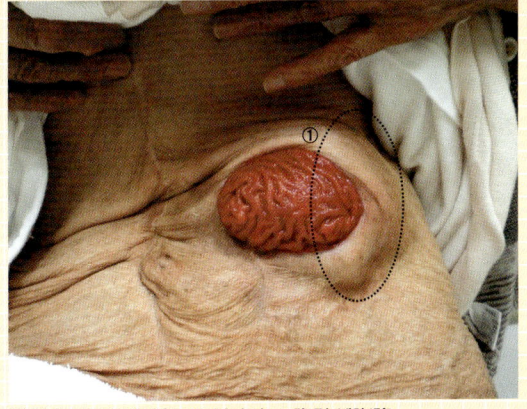

①ストーマ 12 時～6 時方向に腹壁が膨隆

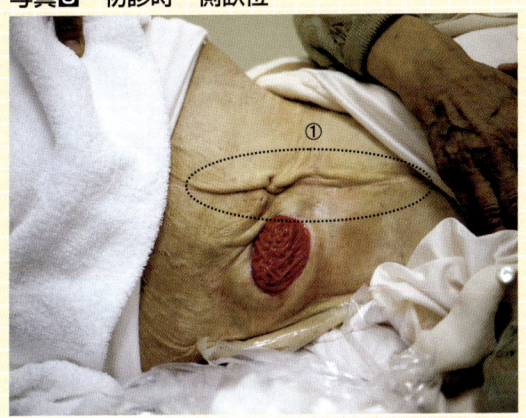

写真3　初診時　側臥位

①腹壁が硬く皮膚がルーズなため，側臥位により皮膚だけが下垂する。

写真4　初診時　坐位

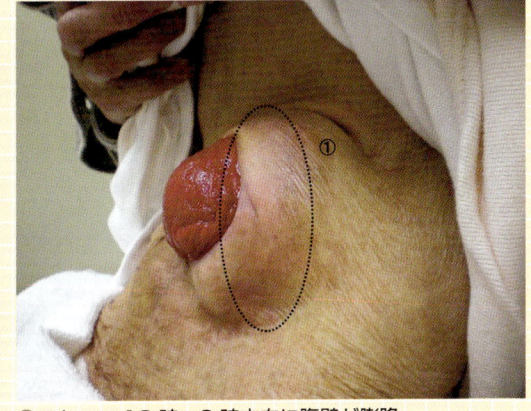

①ストーマ 12 時～6 時方向に腹壁が膨隆

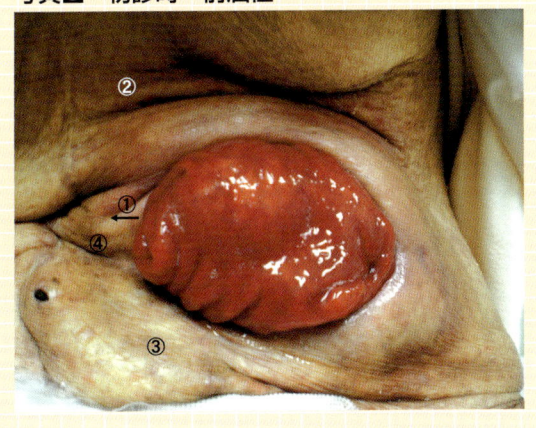

写真5　初診時　前屈位

①ストーマ排泄口が 9 時方向に偏位
②ストーマ頭側 2 cm の部位に横走する深い皺
③正中から側腹部へ斜め下方向に走る浅い皺
④正中創とストーマ創の瘢痕組織に挟まれた部位に複数の深い皺

症例⑬骨突起の近くに造設された非突出型の巨大ストーマのケース

粘着性ストーマ装具の分類 (表2)

構造分類	亜分類	アセスメント	装具選択基準
1. システム	1）消化管用　尿路用 2）単品系　二品系	消化管用 単品系	A1-1，B-100　＊1
2. 面板	1）面板の形状 2）面板の構造 3）面板の柔軟性 4）皮膚保護剤の耐久性 5）ストーマ孔	平板 全面皮膚保護剤 柔らかい 短期用 自由開孔	A1-34，A1-115，A1-117，A2-3，A2-5，A2-31，A2-33，A2-49，A2-59，A2-103，A2-104，B-21，B-87，B-105 ＊2
3. 面板機能補助具	1）補助具 2）ベルト連結部	アダプト皮膚保護シール （面板ストーマ孔全周に使用） ベルトの使用なし	A2-50，A2-78，A2-134，A2-149， B-120，B-148 ＊3
4. フランジ	1）フランジの構造 2）嵌合方式	単品系装具のためなし	
5. ストーマ袋	1）ストーマ袋の構造 2）ストーマ袋の色 3）閉鎖具	開放型 透明 付帯型	A1-12，A1-40，A2-29 ＊4
6. その他		アダプト消臭潤滑剤	＊5

＊1 ①ストーマ外縁から肋骨弓までの距離が1.5 cmと短く，痩せ型であるため骨突出が著しい。骨とフランジが重なることによる面板の浮き上がりを防ぐ。②坐位時にストーマ頭側および外側の腹壁の膨隆，変形があるため，体位の変化による流動的な腹壁変化へ追従することを目指す。③頸椎症によりストーマの直視が困難であることに加え，手指のしびれがあるため，もしも二品系装具のフランジが外れてしまったときに自分で嵌合することは困難と判断。④ストーマサイズが大きく，選択可能装具が限られる。

＊2 ①ストーマ長径が大きく装具選択が限られる状況，ストーマが非正円であることから平板の自由開孔面板を選択。②今までの使用のアクリル系医療用粘着テープにより皮膚の色素沈着が強く，瘙痒感もあるため全面皮膚保護剤を選択。③10年以上1日1回以上の装具交換によりストーマ周囲皮膚の物理的刺激が著しかった。今後は皮膚の保護を優先的に考え，これ以上の皮膚へのストレスを防ぐためと，結腸ストーマ，有形便であり短期用面板を選択。④腹壁が硬く，骨までの距離が短いため柔らかい面板を選択。

＊3 ①体位によるストーマ形状，腹壁の変化があるため，ストーマ近接部の初期粘着を高め装具の安定を図る目的。②短期用面板を使用し，皮膚保護を確保しつつ装具交換が負担とならないよう，週に2回の定期交換を可能とするため耐久性を高める。③ベルトを使用することが推奨されるが，上腹部に造設されたストーマで肋骨弓までの距離が短いため，ベルトの効果が有効に得られないとアセスメントし使用なし。

＊4 ①排泄物の処理はすべてセルフケアであり，透明の袋で排泄物が貯留したことがわかるようにするため。②頸椎症による両手指のしびれがあるため排泄孔は簡便な付帯型を選択した。

＊5 ①ストーマの近くに便が貯留し，面板が浮き上がることを予防。②今まで術後用装具を使用していたため，装具変更により排泄口が狭くなってしまう。このことで排泄物の処理が困難にならないよう，簡便にするため。

写真❻　使用装具　貼付前

「センシュラ 1®」(コロプラスト)

選択した装具
「ノバ 1 マキシ　フォールドアップ®」(ダンサック)

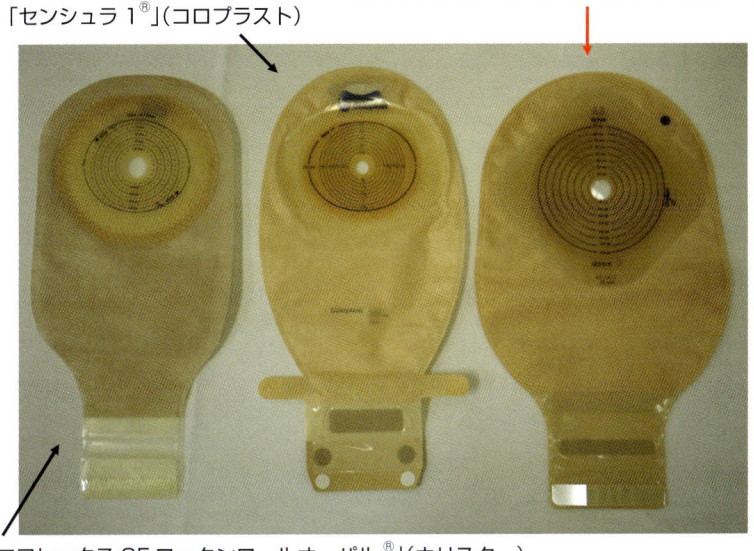

「モデルマフレックス SF ロックンロールオーパル®」(ホリスター)

ストーマ装具選択　(写真❻)

【ストーマケア介入時の問題点】をふまえて【ストーマ・フィジカルアセスメントによる局所の評価と装具選択基準】【粘着性ストーマ装具の分類】を行い，使用装具選択を検討した。

候補として，面板ストーマ孔の最大有効径を考慮し，「センシュラ 1®」(コロプラスト) や「モデルマフレックス SF ロックンロールオーパル®」(ホリスター) も考えられたが，有効径がギリギリであり，ストーマ袋破損の可能性があるということ，ストーマ袋の閉鎖具がセルフケア可能であるもの，面板の皮膚保護性と耐久性の理由から「ノバ 1 マキシ　フォールドアップ®」(ダンサック) (写真❻) を選択した。また，併せて，「アダプト皮膚保護シール®」(ホリスター)，「アダプト消臭潤滑剤®」(ホリスター) を使用することにより，定期交換が可能となった。

考察

①本症例のようにストーマサイズが大きく骨までの距離が非常に短いなど，装具選択が限られる局所条件のケースほどストーマ装具に関する知識が必要である。

②ストーマの高さが非突出型でストーマに連結する皺がある場合，凸型装具とベルトの使用が推奨されるが，腹壁とストーマの位置により選択できない場合，アクセサリー類を活用することが有用であると考える。

③10 年以上行っていたケアを変更する場合，より確実な装具選択技術と装具交換手技が必要である。またストーマケアにより信頼を得つつ，よりシンプルなケアへの変更が望まれると考える。

まとめ

ストーマの位置が骨に近く，ストーマ径が大きいことで装具選択が限られる。そのためストーマ

造設前からケアを考えたストーマ位置と形状を考慮することが必要である。
　ストーマの位置が悪くストーマ周囲腹壁の形状が不安定であっても，定期的な装具交換が可能である。

文　献

1) 倉本秋, 上出良一, 渡辺成・監訳：ストーマとストーマ周囲皮膚障害　診断・治療アトラス, ホリスターダンサックブランド, 東京, 2003.
2) 伊藤美智子・編：ストーマケア, 学習研究社, 東京, 2003.
3) ストーマリハビリテーション講習会実行委員会・編：カラーアトラス　ストーマの合併症, 金原出版, 東京, 1995.
4) ストーマリハビリテーション講習会実行委員会・編：ストーマリハビリテーション　実践と理論, 金原出版, 東京, 2006.
5) 清水宏：あたらしい皮膚科学, 中山書店, 東京, 2006.

【江川安紀子】

14 造設後40年近く経過したストーマに，新たに装具選択を行ったケース

症例のポイント
①肋骨弓に近接したストーマ。
②前屈位で多数の深い皺が出現する。

はじめに

　ストーマリハビリテーションの目的は，「ストーマと合併症の障害を克服して自立するだけでなく，ストーマ保有者の心身および社会生活の機能を回復させること」と定義されている[1]。しかし，ストーマ造設後の長い期間のなかでは，加齢に伴う皮膚の組織耐久性の低下や，認知機能の低下などをはじめとするさまざまな身体的変化が起こり，それまで何の問題もなくできていたストーマ管理に，徐々に難渋する場合も少なくない。つまり，ストーマリハビリテーションは，ストーマケアを自立し社会生活の機能を回復した時点で終わるのではなく，生涯を通し必要なことといえる。

　このため，病気が治癒し，外来通院をやめてしまうストーマ保有者に対して，再び相談が必要になった場合に，どのように相談窓口を確保するのか，ストーマ外来を受診した際に必要とされる情報は何かなど，長い人生を見越した情報提供をすることは重要である。

　今回，手術後40年近く経過したストーマ保有者の相談を受けた。ストーマ造設術後の経過が長く，どのような手術がなされたかは，推測する以外なかった。ストーマは，肋骨に近く，安定した貼付面積が得にくかったが，経験を積み重ねうまく自己管理していた。しかし，胃の手術や，誤嚥性肺炎などを繰り返すうちに，著しい体重減少がみられ，深い皺が発生し，頻繁な排泄物の漏れを生じ，ストーマ外来を受診した。装具の変更，貼付方法の工夫を指導後，漏れがなくなり，皮膚障害が改善し，介助者の負担も軽減することができたので紹介する。

患者プロフィール

患者：81歳，男性。

既往歴

1971年	直腸の潰瘍にて，小腸に，双孔式人工肛門を造設
1998年	胃がんにて，胃切除術施行
2000年	前立腺肥大と診断
2006年	肺炎で入院
2009年	肺炎で入院

写真❶ 腹壁，ストーマの状態：坐位正面（初診時）

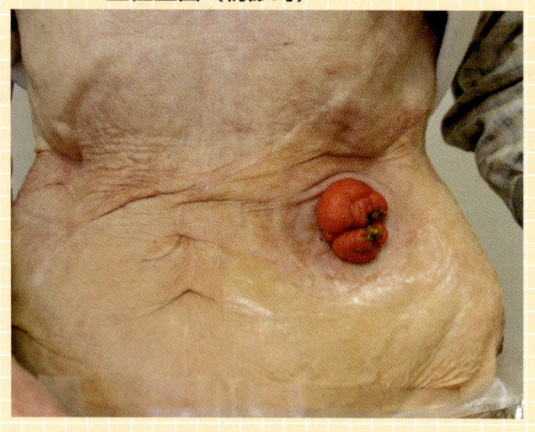

写真❷ 腹壁，ストーマの状態：前屈位（初診時）

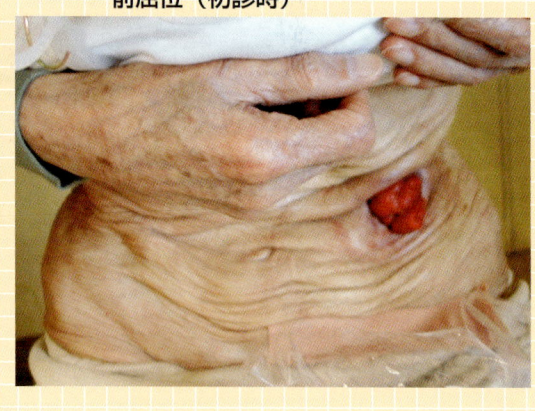

写真❸ 腹壁，ストーマの状態：剝がした装具裏面（初診時）

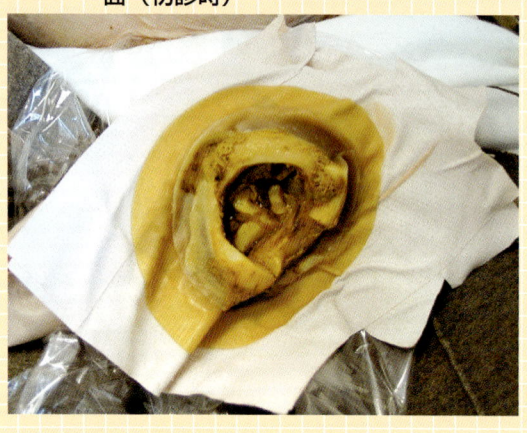

写真❹ 腹壁，ストーマの状態：ストーマの拡大（2週間後2回目，外来受診時）

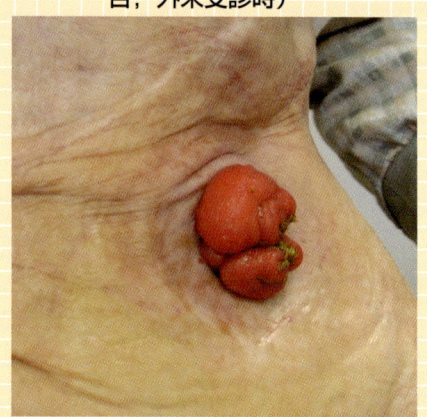

2010年　肺炎で入院

ストーマの経過

　術式や術後の経過については不明であったが，本人，家族の話では，ストーマは小腸に造設されたと医師から説明された。また，当初閉鎖予定であったが，その後，閉鎖できないと説明を受けていた。排泄物は水様で，食後30分〜1時間に排出が多い状況で，単品系の柔らかい面板装具で長年ストーマ管理を行っており，現在は「アシュラコンフォートEC®」（コロプラスト）を使用していた。

　ストーマ造設をした40歳代の体重は，55 kg〜58 kg程度であったが，胃がんの術後，42 kg〜44 kgに減少し漏れやすくなったため，皮膚保護剤「アダプト凸面皮膚保護リング®」（ホリスター），「プロケアリフトウェハースティック®」（アルケア）を追加し，絆創膏で補強して装具管理を行っていた。

2006年，肺炎による入院で体重は38 kg〜39 kgに減少。2009年の肺炎入院後は，身長165 cm，体重36 kg，BMI 13.2となった。胃切除のため食事量は少なく，体重増加はみられなかった。

　体重減少に伴い，肋骨の突出が著明となり，腹壁の皺はより深く，多くなっていた。排泄物の漏れは，肋骨に近い部分が浮き上がり，1日2回程度の装具交換が必要になったため，ストーマ外来を装具検討目的で受診した。

　現在，装具交換以外のADLは自立しており，ストーマ排出口からの便の破棄はほぼ問題なくできていたが，もっと楽に便が破棄できる装具があればと希望した。また，胃の手術後，装具交換は週4日通っているデイサービスの看護師と家族（妻か娘）が交代で実施していた。

腹壁とストーマの状態

腹　壁：るいそうが著明で船底型，腹壁の脂肪はほとんどない。また，肋骨弓が突出しており（**写真❶**），前屈するとストーマとの距離が1 cm，腸骨からの距離は7 cmであった。また，たるんだ皮膚が，多数の皺を形成し（**写真❷**），柔らかい装具では安定した面板貼付面の平面は確保できず，剥がした装具の裏面は，皺に沿って変形し，便のもぐり込みがみられた（**写真❸**）。

ストーマ：形状は非正円であるが高さがあり，マッシュルーム型で，基部のサイズ（縦30 mm×横26 mm）と最大サイズ（縦40 mm×横33 mm）の差がみられた（**写真❹**）。しかし，水様便のためストーマ周囲皮膚の露出を避け，できるだけ皮膚保護剤で保護する必要があると考えられた。

　今回のストーマ装具が頻回に漏れるようになった原因は，るいそうによる深い皺と，肋骨により装具貼付面が安定しないためと考えられ，改めてストーマ・フィジカルアセスメント[2)]を行った。

ストーマ・フィジカルアセスメントツール （表1）

評価段階	アセスメント項目	アセスメント	装具選択基準
Step 1 仰臥位 （下肢を伸展させる）	ストーマの形状	非正円	A2-49，A2-50
	ストーマのサイズ（縦径）	基部 30 mm 最大 40 mm	
	ストーマの高さ	20 mm　*1	A-59
	ストーマ周囲皮膚 4 cm 以内の手術創，瘢痕，骨突出，局所的膨隆	有：肋骨弓まで 3.5 cm 腸骨まで 7 cm	A2-78
Step 2 坐位 （足底を床につける）	ストーマ周囲 4 cm 以内の腹壁の硬度	柔らかい	B-87，A2-89
Step 3 前屈位 （背筋の緊張を解き，30 度以上前傾し，なおかつ被験者が日常生活でよくとる体位）	ストーマのサイズ（横径）	基部 26 mm 最大 33 mm	
	ストーマ外周 4 cm 以内の皮膚の平坦度	陥凹型　*2	A2-121，B-120，A1-115，B-120，B-118，B-148，A1-117
	ストーマ外周 4 cm 以内連結しない皺	有：頭側方向に 5 mm 以上の深い皺	A2-134
	ストーマ外周 4 cm 以内連結する皺	有：11 時方向に 7 mm 以上の深い皺	A2-149，A1-143，B-148，A1-145
Step 4	ストーマの種類	小腸　双孔式，排泄口尾側	A1-1，A1-6，A1-12，B-9，A2-3，A2-5，A2-8，B-21
	ストーマの排泄物の性状	水様下痢	B-37，A2-31，A2-33，A2-36，B-35，A1-34，A1-40，A2-29

*1 突出のストーマには平板装具を選択することを推奨する（A-59）となるが，周囲の陥凹やストーマに連結する皺などから凸型装具を優先した。

*2 とくにストーマ 1 時～5 時方向に陥凹が強い，前屈では，肋骨弓がストーマ 1 cm まで接近する。

皮膚の所見

　粘着面皮膚は反対側腹部と比べて，皮野は絆創膏部分を含め，皮溝がなくなり平坦化がみられた。また，ストーマの近接部約 1 cm は，軽い色素脱出でピンク色を呈していた。これは，皮膚が便や粘着成分によって慢性的に刺激を受け，長い経過のなかで真皮の深部までダメージを受けた結果，色素脱出に至ったものと思われた[5]。面板貼付面，色素脱出の外側は薄茶色の色素沈着を呈してお

り，長期にわたる装具貼付という慢性の刺激に対し，表皮層でメラニン細胞が増殖したものと考えられたが，近接部に比べると皮野は完全な肌理ではないが残っていた。絆創膏貼付部は，反対側の皮膚に比べ黄色になっており，軽度の色素異常と考えられ，皮野は完全な肌理ではないが，残っていた。また，びらんなどの活動性の皮膚障害は，頻繁に排泄物が漏れて交換をしているためかみられなかった。

皮膚の所見から，現在活動性の皮膚障害はないが，長期間の便による化学的刺激や粘着剤による機械的刺激などの影響に加齢も加わり，脆弱な皮膚になっていると予想された。

ストーマ装具選択

骨突出部に近いストーマの場合，皮膚の凹凸に追従する柔軟な面板の装具と，水様便に対し練り状皮膚保護剤を追加して，対応できる場合も少なくない。しかし，今回の症例では，すでに柔軟な装具を利用しており，追従が面板の柔軟性だけでは不十分と推測された。

そこで，るいそうによる部分的陥凹と深い皺を補正し，肋骨による貼付面の不安定さを改善できるものを考え，改めて「ストーマ装具選択に必要な装具分類」[3]からアセスメントを行った。

粘着性ストーマ装具の分類　(表2)

構造分類	亜分類	アセスメント	装具選択基準
1. システム	1) 消化管用　尿路用	消化管用	A-1, A2-29
	2) 単品系　二品系	単品系 *1	
2. 面板	1) 面板の形状	凸型 *2	A1-115, A2-3, A1-143, B-87, A2-31
	2) 面板の構造	全面皮膚保護剤か，テープ付 *3	
	3) 面板の柔軟性	硬い面板	A2-33, A1-145, A1-117, A2-5, A2-89
	4) 皮膚保護剤の耐久性	中〜長期用	A1-6, A1-34, B-118
	5) ストーマ孔	自由開孔	A2-49, B-21, A-35
3. 面板機能補助具	1) 補助具	使用する *4	A2-8, A2-36, A2-78, A2-134, A2-50, B-120, A-148
	2) ベルト連結部	使用する	A2-121, A2-149, B-9, B-37
4. フランジ	1) フランジの構造		
	2) 嵌合方式		
5. ストーマ袋	1) ストーマ袋の構造	開放型	A1-12, A1-40
	2) ストーマ袋の色	透明 *5	
	3) 閉鎖具	付帯型 *6	

*1　肋骨弓の影響を避けるため，できるだけ貼付面積が狭くなるような装具が必要。
*2　ストーマの高さは十分にあるが，周囲皮膚の陥凹，前屈時にストーマ周囲に深い皺が入るため硬く，水様便がもぐり込みにくい凸型。
*3　皮膚保護性と同時に，変化の大きい腹壁でも安定させるために粘着面積を確保する必要がある。
*4　陥凹部分，皺の補正に板状皮膚保護剤。用手形成型皮膚保護剤。
*5　マッシュルーム型のストーマで装着時にストーマが見えるほうが装着しやすい。排便の状態も介護者が確認しやすい。
*6　水様便でも操作が簡単なキャップ式。高齢で指先の力が弱い。

実際のストーマ装具　(写真5〜8)

「ストーマ装具選択に必要な装具分類」からアセスメントし，「社会復帰ケアにおけるストーマ装具選択基準の一提案」[4]に沿って確認した結果，柔らかい装具よりも，凸度のある硬めの装具も適応があると判断できた。候補として二品系の「バリケアナチュラ MC フランジ M®」(コンバテック)と「バリケアナチュライレオストミーパウチ®」(コンバテック)も検討したが，硬い部分の直径が75 mm あり，肋骨弓に当たると考え除外した。

漏れの原因となっていると推測された肋骨の影響を最優先し，凸度のある装具のなかから貼付面積の狭い装具として，「イレファイン D キャップ®」30 mm（アルケア）を選択した。硬い部分の直径は 60 mm，凸の高さ 4 mm，内蔵プラスチックは柔らかいタイプの装具である。ストーマ孔は，

写真5　板状皮膚保護剤の補正

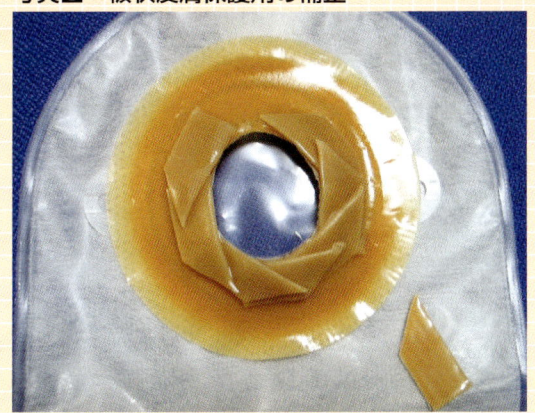

バリケアウエハー®
1 cm×10 cm，1本を4等分し，風車状に，ストーマ孔の回りに貼り付け，凸度と面板の強化を図る。

写真6　用手形成型皮膚保護剤の補正

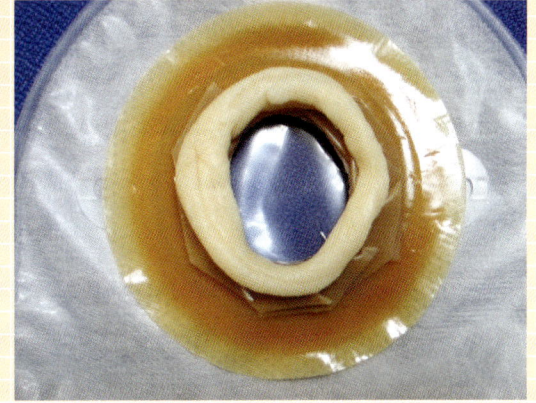

イーキンシールL®
1/3枚をひも状にし，陥凹の強いストーマ2時〜5時方向に分量が多くなるように調整し，ドーナツ状に補正。

写真7　最近の皮膚の状況（初診より4年後）

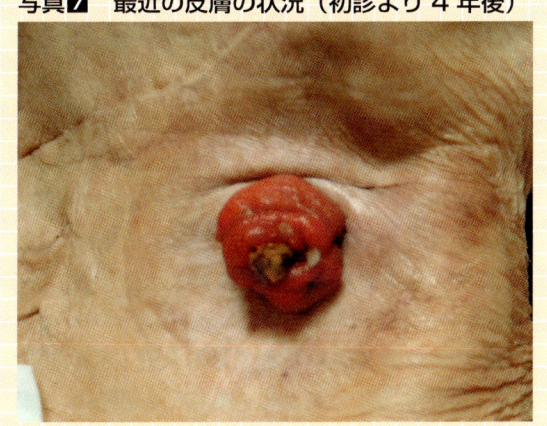

ベルトを併用し，装具は3〜4日ごとに交換となり，皮膚の状態も良好に保つことができた。

写真8　使用後の装具裏面

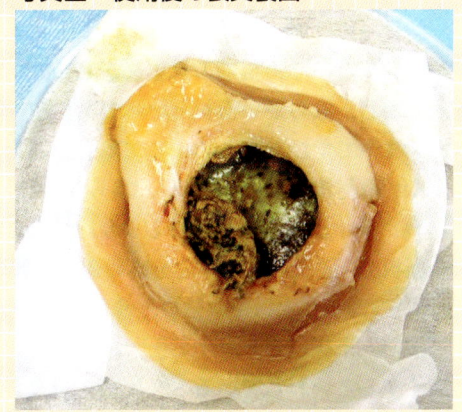

イーキンシール®の移動。肋骨に近い可動性の高い皮膚では，イーキンシール®が皮膚にあわせて変形・移動していた。
装具の接着面積が狭く，粘着力不足となることを考慮し，皮膚呼吸ができる伸縮タイプの絆創膏で補強した。

内蔵プラスチックいっぱいの縦33 mmまでカットし，横28 mmとした。

　密着を高める補正として，面板の硬さの強化，凸度を高くする目的で，「バリケアウエハー®」（コンバテック）の切片をストーマ孔周囲に貼付し，深い皺の隙間を埋める目的で「イーキンシール®」（コンバテック）を選択した。

　装具交換を複数の介護者が行っていること，水様便で交換の最中に排便する可能性があることから，手早く装着することを目的に，すべてを装着前に，装具に準備することとした。手順では，ストーマ周囲の清拭後，準備した装具をすぐに貼付した。準備にかかる時間を除くと，交換自体は10分程度で終了できた。デイケアでは，毎回同じ人が担当するとは限らないため，準備した装具を持参することとした。

ルを使うことで，問題点も明確になり，自分が選択した装具の考え方を評価でき，自信がもてるようになった．さらに，これらのツールを使用した症例が集まり，大きなデータになれば，さらに信頼性の高い選択基準につながるものと考える．また，これまで自分が選択してきた装具について再評価をする際にも，選択基準が役立つのではないかと考える．

今後は，装具選択をする際に活用し，適切な装具を選択するうえで役立てていきたい．

文　献

1) 日本ストーマリハビリテーション学会・編：ストーマリハビリテーション用語集，金原出版，東京，1997.
2) 山田陽子，松浦信子，末永きよみ，他：適正なストーマ装具選択のためのストーマ・フィジカルアセスメントツール作成の試み．日本ストーマ・排泄誌，25（3）：113-123, 2009.
3) 熊谷英子，大村裕子，山本由利子，他：ストーマ装具選択に必要な装具分類．日本ストーマ・排泄会誌，25（3）：103-112, 2009.
4) 大村裕子，秋山結美子，石澤美保子，他：社会復帰ケアにおけるストーマ装具選択基準の一提案，日本ストーマ・排泄会誌，25（3）：133-146, 2009.
5) 田澤賢次・監：皮膚保護剤とストーマスキンケア，金原出版，東京，1998.

【小林　和世】

15 ストーマ旁ヘルニア，体重減少により腹壁が変化した患者のケース

> **症例のポイント**
> ①仰臥位と坐位時ではストーマサイズが変化する。
> ②坐位姿勢をとると，ストーマに連結する深い皺ができ，装具の密着性が悪い。

はじめに

　ストーマ旁ヘルニアと抗がん剤治療の副作用により体重減少をきたし，腹壁の変化を生じた患者がストーマ装具管理困難になりびらんを生じた。いくつかの体位でストーマと腹部のアセスメントを行う，ストーマ・フィジカルアセスメントツール[1]と，粘着性ストーマ装具の分類[2]に，社会復帰ケアにおけるストーマ装具選択基準[3]を併用し，装具やアクセサリーの選択を行うことでケアが確立し，びらんが改善した。ストーマ旁ヘルニアの患者は，体位によって腹壁やストーマサイズが変化することから，同一体位だけでアセスメントを行うのではなく，いくつかの姿勢をとり，アセスメントを行う必要があると考える。

患者プロフィール

患者：60歳代，女性，身長156 cm，体重51.5 kg。既往歴なし。

ストーマの経過

診断名：①直腸がんイレウス，②直腸がん・転移性肝腫瘍
現病歴：2009（平成21）年7月27日，上記診断される。2009（平成21）年7月30日，①に対し，右上腹部に横行結腸ストーマ造設（一時的）。術後ストーマ管理は良好であった。
　2009（平成21）年8月19日，②に対し，腹腔鏡下低位前方切除，イレオストミー造設（一時的）。横行結腸ストーマ閉鎖。肝右葉切除術，胆嚢摘出術を施行した。予定手術であったため，ストーマサイトマーキングは実施された。
　第6病日に右上腹部皮膚切開部創感染があり，創離開を生じた。連日，創洗浄を実施し，デブリードマンや軟膏処置が行われた。
　ストーマは，右上腹部マーキング部位に造設された。ケアに関しては，術後用パウチを使用後，社会復帰用装具として，「イレファイン-Dキャップ®」（アルケア）を使用し，皺のあるストーマ4時方向に「アダプト皮膚保護シール®」（ホリスター）を使用した。装具は，3日に1回の交換間隔で管理ができていた。第30病日より，便の漏れが生じはじめる。ADL拡大に伴い坐位をとることが多く，坐位時にストーマに連結するストーマ4時と8時方向の深い皺が目立った。この際の体

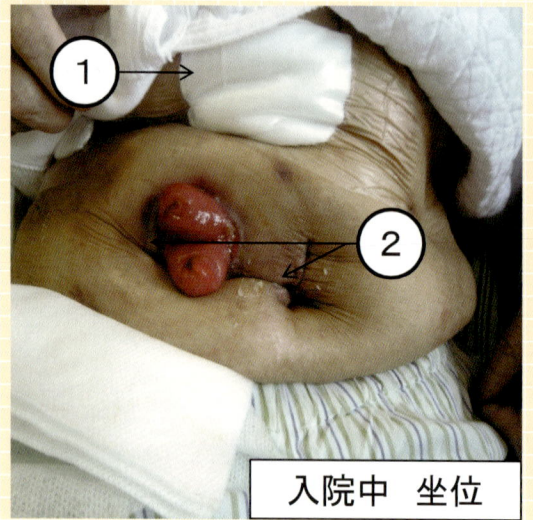

写真1 入院中 坐位
①肝部分切除部の創離開部
②ストーマ4時方向と8時方向に連結する深い皺がある。

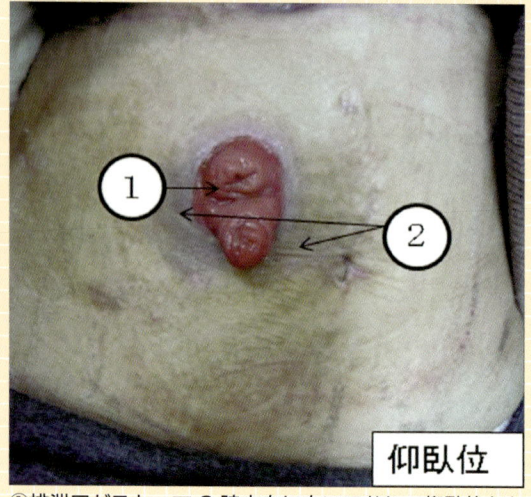

写真2 仰臥位
①排泄口がストーマ9時方向に向いており、仰臥位をとるとスキンレベルに落ち込み、陥凹が見られることもある。
②仰臥位になると、ストーマ4時・8時方向の皺は、浅い皺になる。

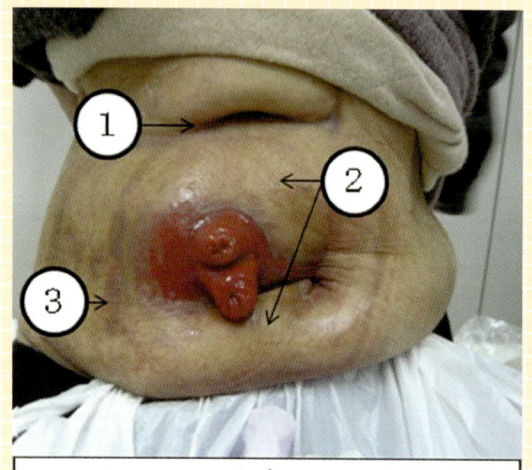

写真3 12月18日 外来受診時 坐位
①肝部分切除部の創は、瘢痕治癒し、窪んでいる。
②腹壁の硬度は中等度、山型である。
③面板貼付外周部には、色素沈着が見られる。

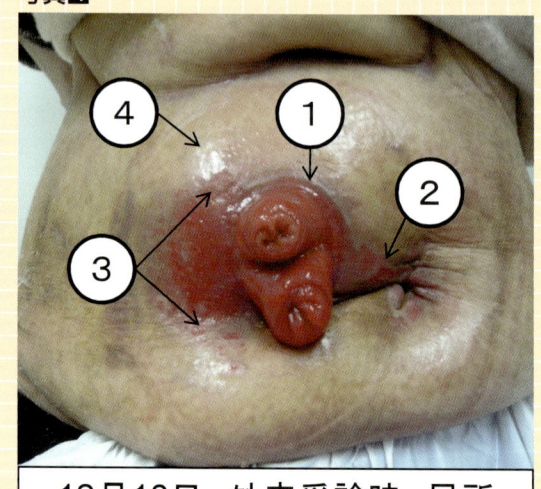

写真4 12月18日 外来受診時 局所
①ストーマ近接部は、全周性に0.3cmのびらんがある。
②3時方向は臍に向かい窪んでいるため、びらんを生じている。
③面板貼付部の8時から11時に、3cm程度のびらんを認める。
④面板貼付部の皮野は、平坦化が見られた。

重は47kgであった（**写真1 2**）。

便性は、便性コントロールのため、止瀉剤を内服開始したことから、水様便から不消化便が多くなり、逆流防止弁によって、便がパウチ上部で溜まるようになったため、「モデルマフレックスSF

ロックンロールオーバル®」(ホリスター)を使用し,ストーマ全周と4時方向に「アダプト皮膚保護シール®」(ホリスター)で補正を行い,2日に1回の装具交換で管理可能となった。

術後,腸管麻痺を生じていたが改善し,創離開部もほぼ上皮化したため,10月12日退院に至った。

退院後,11月より点滴による抗がん剤治療が開始。入院や外来通院での治療を繰り返した。

12月28日装具が1日に数回漏れることを主訴に,ストーマ外来受診し,ケア介入となった。外来受診時,患者はいつ漏れるか分からないという不安により,「外出が怖くいけない」「夜間も漏れるのが心配で眠れない」と訴えていた。また,抗がん剤治療の副作用により,食欲低下を生じ,2週間前の退院時より4kgの体重減少を認め43kgであった。ストーマのトラブルはなかったが,ストーマ周囲はびらんを生じ疼痛を伴っていた(**写真❸❹**)。

今回のストーマ装具の漏れの原因は,体重減少と,CT上ストーマ旁ヘルニアを指摘されており,ストーマ旁ヘルニアによる腹壁の変化により,便の潜り込みを生じたためと考えられ,ストーマ・フィジカルアセスメントツール[1]に沿い,アセスメントを行った。アセスメント結果を基に,社会復帰ケアにおけるストーマ装具選択基準の一提案[3]を使用し,該当する項目を当てはめた。

ストーマ・フィジカルアセスメントツールと粘着性ストーマ装具の分類　(表❶,❷)

ストーマ・フィジカルアセスメントの結果から,装具の選択が必要だと思われ,粘着性ストーマ装具の分類[2]と,社会復帰ケアにおけるストーマ装具選択基準の一提案[3]を併用しながら装具選択を行った。

表❶ ストーマ・フィジカルアセスメントツール

評価段階	アセスメント項目	アセスメント	装具選択基準
Step 1 仰臥位 (下肢を伸展させる)	ストーマの形状	非正円	A2-49, A2-50, B2-21 ＊1
	ストーマのサイズ（縦径）	25 mm（仰臥位時） 30 mm（坐位時）	
	ストーマの高さ	0 mm（仰臥位時）8 mm（坐位時）	
	ストーマ周囲皮膚 4 cm 以内の手術創，瘢痕，骨突出，局所的膨隆	4 時, 8 時方向に, 浅い皺あり。ストーマより 4 cm の 4 時方向に臍があり, 窪んでいる。	
Step 2 坐位 (足底を床につける)	ストーマ周囲 4 cm 以内の腹壁の硬度	普通	
	ストーマのサイズ（横径）	35 mm（仰臥位時） 35 mm（坐位時）	A2-103, B-105 ＊2
Step 3 前屈位 (背筋の緊張を解き, 30 度以上前傾し, なおかつ被験者が日常生活でよくとる体位)	ストーマ外周 4 cm 以内の皮膚の平坦度	ストーマ 12 時方向は, ストーマ旁ヘルニアを生じ, 山型である。ストーマ 6 時方向も 4 時方向に連結する深い横皺を隔てて山型となる。	A1-115, A1-117, B-120
	ストーマ外周 4 cm 以内連結しない皺	ストーマ 4 cm 以内には, 皺はないが, ストーマより 4.5 cm 上には, 肝部分切除時の手術創があり, 瘢痕治癒しており, 窪みが見られる。	
	ストーマ外周 4 cm 以内連結する皺	ストーマに連結する深い横皺が, 4 時・8 時方向にある。	A2-78, A2-149, B-148 ＊3
Step 4	ストーマの種類	回腸双孔式	A1-1, A1-6, A1-12, A2-8, B-9, B-21, B-35 ＊4
	ストーマの排泄物の性状	便性は, 水様便～泥状便。排泄量は, 1 日 500 mL～800 mL。	A1-34, A1-40, A2-36, B-37

面板貼付外周部には，色素沈着が見られたが，これは装具が漏れることへ不安を感じ，面板外周にテープを貼付していたことが原因だと思われる。

*1　ストーマは，非正円であることから，選択する事を推奨する A2-59 も該当するが，STEP 2 や STEP 3 で坐位や前屈姿勢をとると，ストーマ周囲皮膚が山型であることから，選択する項目である A1-115 を優先し，平面装具が適当である。

*2　ストーマサイズは 35 mm であり，A2-104 が該当するが，水様便のため，STEP 4 の選択項目である A1-34 から長期用を選択することが必要だと思われる。また，B-100 単品系を選択することを考慮する項目においては，A 氏の場合，回腸ストーマであり，ストーマ 4 時と 8 時方向に，深い皺があるため，ベルトの併用も考え，二品系とした。

*3　ストーマに連結する皺があり，本来は選択する項目である A-143，A-145 に従い，凸面装具で硬い面板を選択すべきだが，坐位時に腹壁が突出するため，柔らかい面板で腹壁に追従させたほうが装具の密着性が高いと考えた。それらのことから，中〜長期用の皮膚保護剤で，面板は平面で柔らかい装具が適当である。

*4　回腸ストーマのため，選択することを推奨する A2-3，A2-5 が該当し，凸面で硬い面板も選択することが推奨されているが，「*3」と同様，ストーマ周囲皮膚が山型のため，推奨度の高い A-115，A-117 を優先し，平面で柔らかい装具の選択が必要である。

表2　粘着性ストーマ装具の分類

構造分類	亜分類	アセスメント	装具選択基準
1. システム	1) 消化管用　尿路用	消化管用	A1-1，A1-6，A1-12
	2) 単品系　二品系	二品系	
2. 面板	1) 面板の形状	山型のため平板を選択する	A1-115，A1-117
	2) 面板の構造	面板外周がテープ付き	*1
	3) 面板の柔軟性	柔らかい	A1-115　*2
	4) 皮膚保護剤の耐久性	中期〜長期用	A1-6，A1-34
	5) ストーマ孔	自由開孔	A2-49，B-105
3. 面板機能補助具	1) 補助具	補助具を使用	A2-8，B-148
	2) ベルト連結部	ベルト連結あり	A2-149，B-37
4. フランジ	1) フランジの構造	浮動型	
	2) 嵌合方式	嵌合型	
5. ストーマ袋	1) ストーマ袋の構造	開放型	A1-12，A1-40
	2) ストーマ袋の色	透明	
	3) 閉鎖具	付帯型　コック式	A1-12

*1　A 氏は，入院中から便が漏れるという不安から，面板周囲にテープを貼付することにより，安心感を得ていた。A 氏の安心感を得ると同時に，腹壁に追従しやすくするために，面板外周がテープ付きのものが適当である。

*2　坐位時のストーマの高さは 8 mm であり，凸面使用を検討するべきだが，坐位時の腹壁は山型になるため，平面が適当である。

写真5

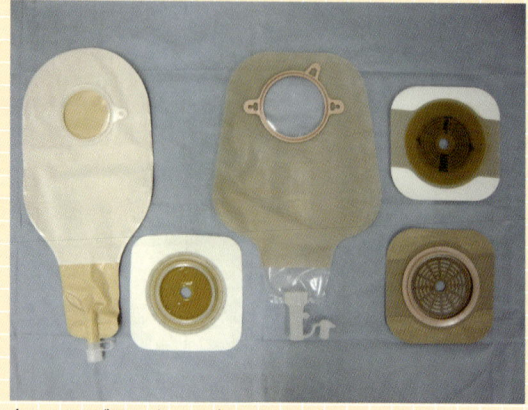

左:コンバテック　　右:ホリスター

写真6

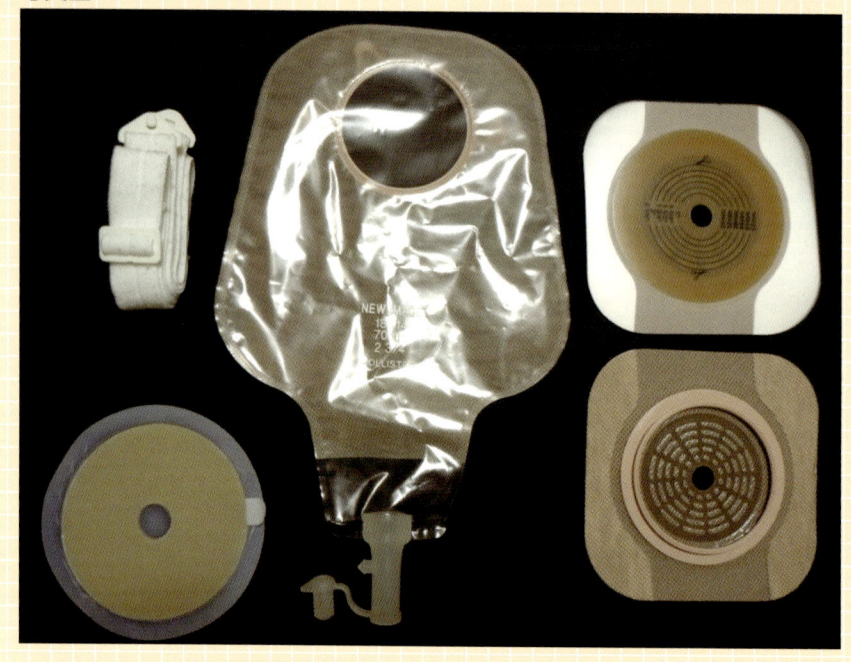

選択した装具:
「ニューイメージ FTF テープ付®」(ホリスター),「ニューイメージ イレオストミーパウチ®」(ホリスター)

ストーマ装具選択

　上記から得られた結果を基に、中〜長期用の面板外周テープ付きで検討すると「バリケアナチュラハイドロフランジ®」(コンバテック)と「バリケアナチュライレオストミーパウチ®」(コンバテック)の使用が考えられたが(**写真5**)、A 氏は、ストーマに連結する深い皺があるため、フランジ部が固定型で硬いことにより、装具の密着性が得られない可能性が高く、フランジ部が浮動型の嵌合式である「ニューイメージ FTF テープ付®」(ホリスター),「ニューイメージ イレオストミーパウチ®」(ホリスター)を選択した(**写真6**)。

　また、アクセサリーは、「アダプト皮膚保護シール®」(ホリスター)をストーマ全周に使用し、皺のあるストーマ4時と7時にも補正を行い、平面を得た。また、「アダプトオストミーベルト®」(ホ

写真7

①→

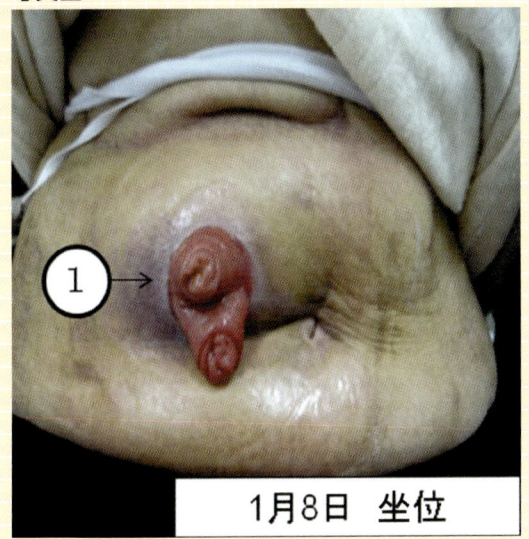

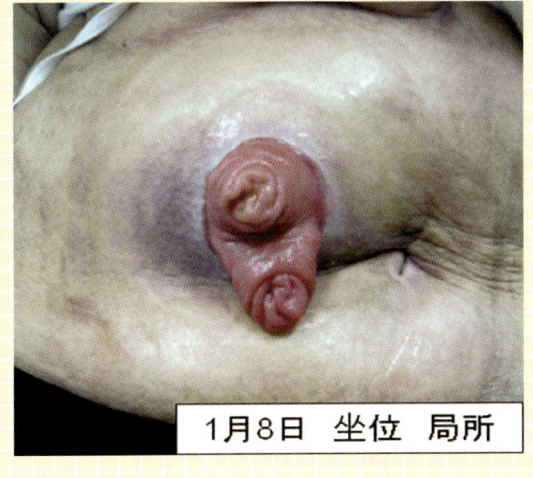

①びらんの改善を認めた

1月8日　坐位

写真8

1月8日　坐位　局所

リスター）を併用することで，装具と皮膚との密着性を高めた。

　1週間後の再診時には皮膚障害は改善し，装具の交換間隔は，3日～4日に1回で管理可能となった。さらに，管理可能となったことでA氏は外出ができるようになり，「安心して，良く眠れるようになりました」と話した（**写真6**，**7**）。

　その後も，抗がん剤治療が行われ，1カ月後に体重が1kg減少した。その際，ストーマ・フィジカルアセスメントツールで再評価を行ったが，変化はみられなかった。ストーマトラブルや皮膚障害を生じることなく経過していたため，同じケアを継続した。さらにその1カ月後に，ストーマ閉鎖に至った。

考　察

　患者は，ストーマ旁ヘルニアと抗がん剤の副作用による体重減少を認めていた。ストーマ旁ヘルニアの影響により，仰臥位時の腹壁は平坦で，坐位時はストーマ周囲の腹部が膨隆しており，姿勢により腹壁が変化していた。そのため，装具が安定せず，漏れやすくなったと考える。また，腹部だけでなくストーマ自体も坐位姿勢をとると，腹部が膨隆することで皮膚が伸ばされ，ストーマサイズが変化し，大きくなった。

　仰臥位のみでアセスメントを行うと，坐位時のストーマサイズの変化に気づかず，誤ったアセスメントを行ってしまう可能性があった。その誤ったアセスメントのままでケアを行うと，ストーマより面板ストーマ孔のサイズが小さい場合，坐位時にストーマの突出により面板が押され，ストーマ粘膜を傷つける可能性や，面板が皮膚に密着しないなどの問題が生じることが推測される。

　今回，ストーマ・フィジカルアセスメントツールを使用することにより，仰臥位・前屈時のストーマサイズの変化を把握することができた。また，前屈姿勢をとることで，腹部の膨隆する状況やストーマに連結する皺が把握でき，的確なアセスメントが行えた。

　ストーマ・フィジカルアセスメント後の，ストーマケア装具の選択においては，松岡[4]の考案した社会復帰に向けての装具選択基準は，患者の手指の巧緻性やケア援助者の希望を考慮した項目が

入っているが，装具選択のなかに，アクセサリーの必要性の有無までは述べられていない。そのため，どのようなときにアクセサリーが必要なのか判断に苦慮する可能性がある。大村ら[3]の社会復帰ケアにおけるストーマ装具選択基準の一提案は，項目が3つに分かれており，「選択する9項目」から装具の特徴を導き出すことができ，本症例の場合，A1の選択する項目が7項目該当し，粘着性ストーマ装具の分類と照らし合わせることで，装具の特徴である消化管用装具の開放型，面板は中期から長期の柔らかい平面装具を使用が適当であることが導き出された。

「選択することを推奨する」項目においては，アクセサリーの使用やベルトの使用の選択が行えたと考える。「選択することを考慮する」項目では，皺補正の必要性を選択できた。その結果，装具の選択とケア方法が確立し，びらんは改善した。そのことから，本症例の装具選択においては，ストーマ・フィジカルアセスメントツールと粘着性ストーマ装具分類，社会復帰ケアにおけるストーマ装具選択基準の一提案を使用したことが妥当であったと考える。

ストーマ外来初診時の患者は，ストーマケア装具が合わず，便が漏れることにより精神的不安が大きく，外出ができず夜間も眠れない状態でQOLが低下していた。しかし，ケアが確立したことにより，外出ができるようになり不眠も解消され，患者の精神的負担を軽減できたと考える。それらのことから，装具管理が困難な場合は，的確なアセスメントを行うように，ストーマ・フィジカルアセスメントツールと，装具選択基準を使用し，ストーマケアを早期に確立させ，患者のQOLを低下させないことが必要であると考える。

まとめ

ストーマ・フィジカルアセスメントツールと粘着性ストーマ装具分類に，社会復帰ケアにおけるストーマ装具選択基準を該当させながら使用することで，ストーマ旁ヘルニアと体重減少をきたし，腹壁が変化した患者のケアが確立した。

引用参考文献

1) 山田陽子，松浦信子，末永きよみ，他：適正なストーマ装具選択のためのストーマ・フィジカルアセスメントツール作成の試み．日本ストーマ・排泄会誌，25 (3)：113-123, 2009.
2) ストーマ装具選択に必要な装具分類．日本ストーマ排泄会誌，25 (3)：103-112, 2009.
3) 大村裕子，秋山裕美子，石沢美保子，他：社会復帰ケアにおけるストーマ装具選択基準の一提案．日本ストーマ・排泄会誌，25 (3)：133-146, 2009.
4) 松岡美紀：日本ET/WOC協会．ストーマケアエキスパートの実践と技術，照林社，，東京，2007, pp.16-28.

【中島　文香】

16 陥凹・狭窄のため排泄物が装具から漏れ，頻回な装具交換を余儀なくされていたケース

症例のポイント
① 陥凹型ストーマ
② ストーマ狭窄
③ ストーマ周囲陥凹
④ ストーマ周囲の瘢痕
⑤ ストーマ周囲の皺

はじめに

がんの再発や転移により消化管に通過障害をきたした場合，排泄経路の変更手段としてストーマが造設されることがある[1]。しかし，患者の状態や状況から，ストーマ合併症リスクが高く，医師が，管理しやすいストーマを造ろうと努力しても，できない場合がある。そのような場合は，看護師のケアで患者が困らないようにカバーしていくことが求められる。

この患者は，がんの再発で消化管に通過障害をきたし造設されたストーマが，ストーマ粘膜皮膚離開，陥凹型ストーマ，ストーマ狭窄，ストーマ周囲陥凹という経過をたどり，またストーマ周囲の瘢痕や皺があるため排泄物が装具から漏れ，頻回な装具交換を余儀なくされていた。

そこで，6mmの凸型嵌め込み具内蔵面板を選択，リング状の皮膚保護剤，ベルトを併用した。その結果，交換予定日まで漏れることなく，皮膚障害は最小限に抑えられた。また，シンプルケアとしたことでストーマケアにかける手間や時間，患者や家族の負担を最小限にできた。患者や家族は現在もストーマケアを苦と思わず日常生活を送ることができている。

陥凹型ストーマや，ストーマ狭窄，ストーマ周囲陥凹，瘢痕や皺がある場合のケアは複雑化しがちだが，腹壁やストーマに合った装具を選択するのはもちろんのこと，日頃ケアする患者や家族が無理なく継続できるよう，なるべくシンプルなケアにすることが大切である。

患者プロフィール

患者：77歳，男性。妻，息子夫婦，孫の6人暮らし。
キーパーソン：嫁。

ストーマの経過

2010（平成22）年3月　がんの再発による下行結腸狭窄をきたし，緊急で右上腹部に横行結腸係蹄式ストーマを造設された。手術時，口側腸管が著明に拡張し非常に可動性不良で，腸管の癒着も

写真1

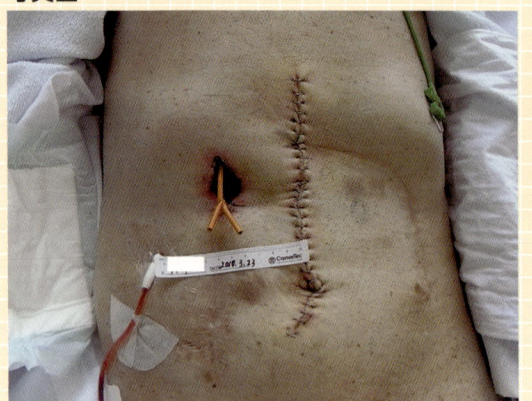

手術後4日目　仰臥位（腹部全体像）

写真2

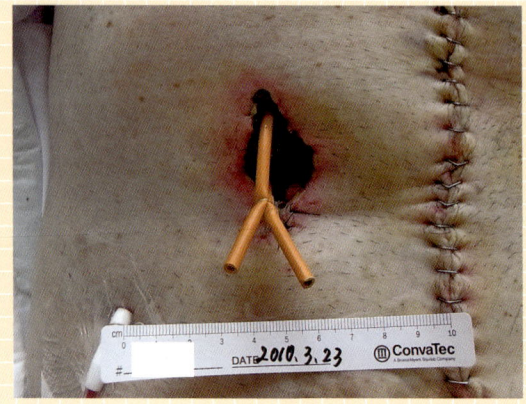

仰臥位

写真3

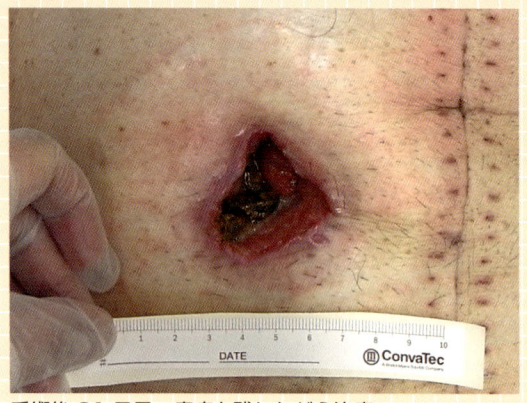

手術後21日目　瘢痕を残しながら治癒へ．

あったため，術者によって腸管を腹壁に十分引きあげられなかった．

その結果，腸管に過度の緊張がかかり，手術直後からストーマ粘膜皮膚離開をきたし，陥凹型ストーマとなった（**写真1 2**）．ストーマはストーマサイトマーキングした位置より高い位置に，比較的肋骨に近い位置で造設された．手術直後，腹壁は硬めであり，皺やたるみは見られなかった（この時のBMI 26.1）．

その後，ストーマ粘膜皮膚離開部は瘢痕を残しながら治癒（**写真3**），その結果ストーマ狭窄となった（手術後4カ月のストーマサイズ：縦径12×横径10×高さ0 mm）．瘢痕治癒した部分の皮膚は硬く，凸凹した状態となった．また，手術直後には見られなかった皺やたるみが出現し，ストーマ周囲が陥凹していた（**写真4 5**）．

それまで，「セルケア® 1・TDc」22 mm（アルケア）を使用していたが，術後4カ月頃から1日に2回ほど漏れるようになったため，改めてストーマのフィジカルアセスメントを行った（**表1**）．

既往歴

2005（平成17）年　横行結腸がん，左結腸切除，回腸係蹄式ストーマ造設
2006（平成18）年　回腸係蹄式ストーマ閉鎖
2008（平成20）年　膵尾部下縁にがん再発，膵尾部・脾摘出

2009（平成21）年　左腎前面にがん再発，FOLFOX＋アバスチン療法
2010（平成22）年　がんの再発による下行結腸狭窄，横行結腸係蹄式ストーマ造設

ストーマ・フィジカルアセスメントツール[4]

評価段階	アセスメント項目	アセスメント	装具選択基準
Step 1 仰臥位 （下肢を伸展させる）	ストーマの形状	非正円	A2-49　＊1 A2-50
	ストーマのサイズ（縦径）	12 mm	
	ストーマの高さ	0 mm	A2-59
	ストーマ周囲皮膚4cm以内の手術創，瘢痕，骨突出，局所的膨隆	ストーマ6時方向に瘢痕	A2-78
Step 2 坐位 （足底を床につける）	ストーマ周囲4cm以内の腹壁の硬度	ストーマ8時～1時方向　普通 ストーマ1時～8時方向　硬い	B-87　＊2
Step 3 前屈位 （背筋の緊張を解き，30度以上前傾し，なおかつ被験者が日常生活でよくとる体位）	ストーマのサイズ（横径）	10 mm	
	ストーマ外周4cm以内の皮膚の平坦度	ストーマ8時～1時方向　山型 ストーマ1時～8時方向　陥凹型	A1-115, A-117 ＊3 A2-121, B-120
	ストーマ外周4cm以内連結しない皺		
	ストーマ外周4cm以内連結する皺	ストーマ1時，4時，8時方向に連結する皺 1時方向の皺は浅い 4時，8時方向の皺は深い	A1-143, A1-145, A2-149, B-118　＊4 B-148
Step 4	ストーマの種類	横行結腸係蹄式ストーマ	A1-1, A1-12, B-21　＊5
	ストーマの排泄物の性状	軟便	

＊1　非正円でも練り状やリング状の皮膚保護剤で皮膚の露出を防げれば，既製孔も使用できる。
＊2　硬い，普通と混在しているが，非突出ストーマであること，軟便であることから凸型装具を選択した。
＊3　山形と陥凹が混在しているが，陥凹を優先した。
＊4　短期用を使用したが，アクセサリーを使用して耐久性を持たせた。
＊5　双孔式ストーマだが，サイズが小さく，アクセサリーを使用するため既製孔とした。

粘着性ストーマ装具の分類[5]

構造分類	亜分類	アセスメント	装具選択基準
1．システム	1）消化管用　尿路用	消化管用	A1-1，A1-12
	2）単品系　二品系	単品系	*1
2．面板	1）面板の形状	凸型	A-115，A1-143，A2-59，B-87 *2
	2）面板の構造	全面皮膚保護剤	
	3）面板の柔軟性	硬い	A1-117，A-145
	4）皮膚保護剤の耐久性	短期用	B-118 *3
	5）ストーマ孔	既製孔	A2-49，B-21 *4
3．面板機能補助具	1）補助具	オストミーベルト	A2-121，A2-149
	2）ベルト連結部	あり	
4．フランジ	1）フランジの構造		
	2）嵌合方式		
5．ストーマ袋	1）ストーマ袋の構造	開放型	A1-12
	2）ストーマ袋の色	透明	*5
	3）閉鎖具	付帯型	
6．その他	アクセサリー	リング状皮膚保護剤	A2-50，A2-78，B-120，B-148 *6

*1　患者や家族がなるべく簡単に貼付できるように単品系とした．
*2　腹壁やストーマの形状から，高い凸（6 mm）が良いと判断した．
*3　交換間隔は中期用が良かったが，面板の形状と，患者が好む排泄孔を優先した．
*4　非正円でも練り状やリング状の皮膚保護剤で皮膚の露出を防げれば，既製孔も使用できる．
*5　装着時にストーマが見えるほうが良い，排泄物が溜まったのが見えるほうが良い．
*6　高さ 0 mm のストーマに覆いかぶさらないよう，膨潤しにくいものが良い．

腹壁，ストーマの状態 （写真4～7）

　手術直後に見られなかった皺やたるみが出現していた．坐位や前屈時，ストーマ 8 時～1 時方向から脂肪が覆いかぶさるようになるが，指で比較的容易に伸ばすことができた．ストーマ 1 時～8 時方向はすり鉢状に陥凹，前屈位でさらに陥凹が増す．
　陥凹型ストーマであり，ストーマサイズは縦径 12 mm，横径 10 mm，高さ 0 mm と，サイズが極端に小さくなっていた．

皮膚の状態

　ストーマ粘膜皮膚離開後，瘢痕治癒したストーマ 4 時～8 時の部分は硬く，凸凹していた．また，浸軟，びらんしていた．皮膚保護剤貼付部は全体に色素沈着があった．

写真4　術後4カ月経過時　仰臥位（腹部全体像）

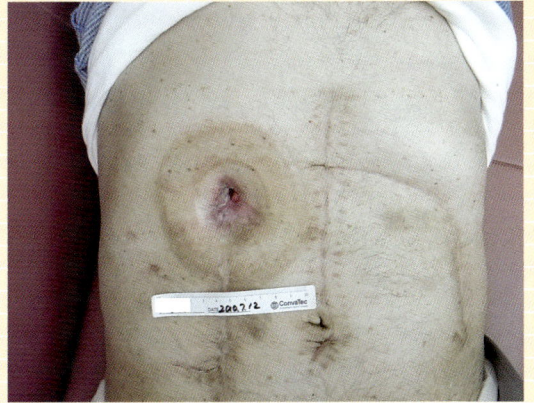

写真5　仰臥位

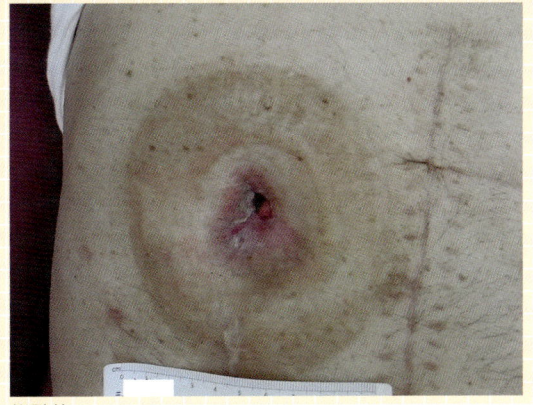

写真6　坐位

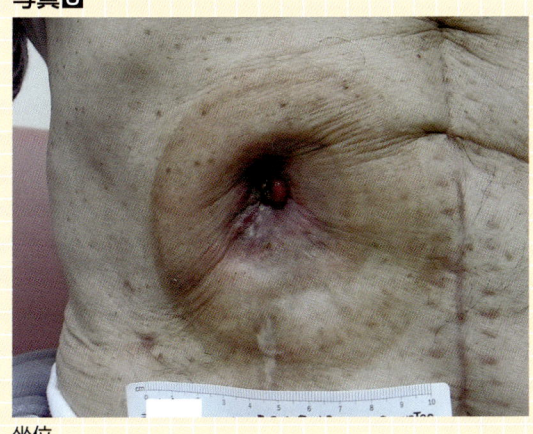

写真7　前屈位

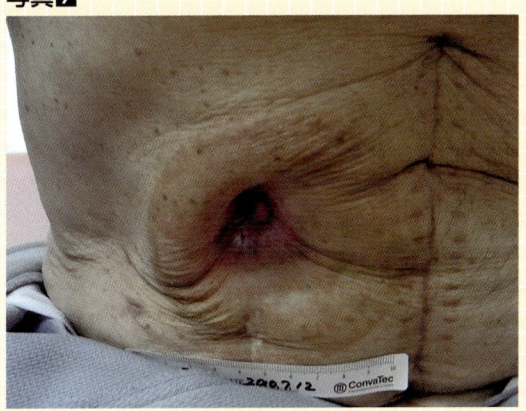

ストーマ装具選択

　装具が密着しない一番の原因は凸の高さが患者の腹壁の状況に合わないと判断し，高い凸が必要と考えた。単品系の高い凸ということから，6 mmの高さがある，「ユーケアー®・TDc」22 mm（アルケア）と，7 mmの高さがある「アシュラコンフォートコンベックスEC®（イージークローズ）」21 mm（コロプラスト）が候補にあがった。排出孔の形状が従来使用していた装具と同じであるほうがとした良いと判断し，「ユーケアー®・TDc」22 mm（アルケア）とした（写真12）。

　しかし，ストーマが極端に小さいため，ストーマ近接部が露出してしまう状況であった。そこで，面板と皮膚，面板とストーマの隙間を埋め密着性を高める目的で，リング状の皮膚保護剤を使用することとした。このとき，リング状皮膚保護剤は膨潤するタイプのものはスキンレベルの高さのストーマの上に覆いかぶさり，排泄物がもぐり込む原因となってしまうため，膨潤しにくいものが良いと判断した（写真8 9）。「コロプラストリング®」（コロプラスト）と，「プロケアーソフトウエハーリング®」（アルケア）が候補にあがったが，「プロケアーソフトウエハーリング®」20 mmを併用した（写真13）。

　このとき，「プロケアーソフトウエハーリング®」（アルケア）にカットを入れ，リングサイズを

写真8

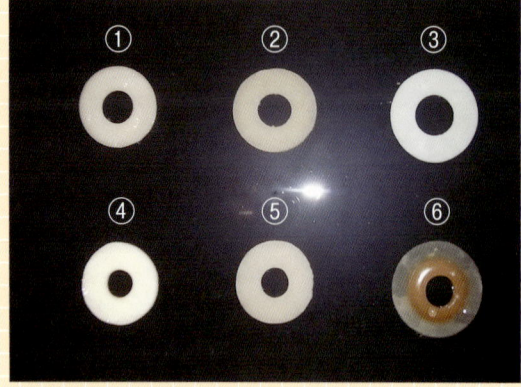

水道水につけた直後
① 「プロケアーソフトウエハー・リング®」20 mm
② 「GX トラシール®」内径 20 mm
③ 「コロプラストリング®」55-25 mm
④ 「イーキンシール®」S サイズ
⑤ 「アダプト皮膚保護シール®」外径 48 mm
⑥ 「アダプト皮膚保護凸面リング®」内径 20 mm

写真9

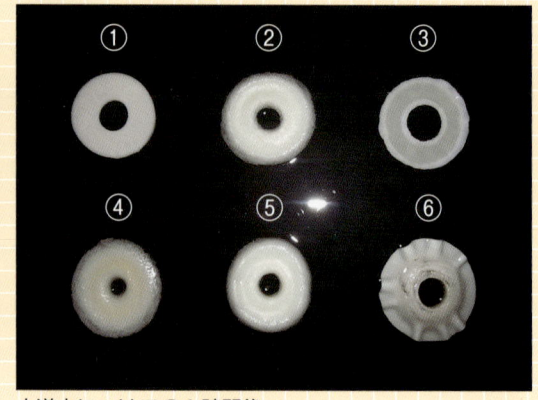

水道水につけて 24 時間後

写真10

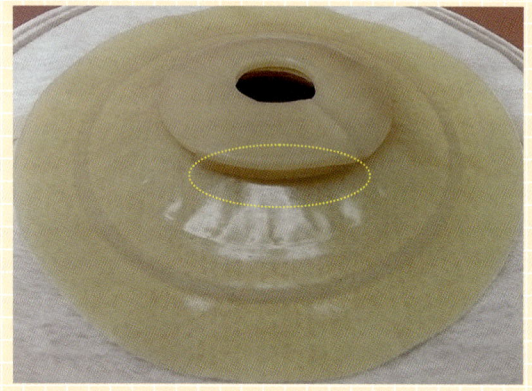

「プロケアーソフトウエハー・リング」20 mm を装具に貼りつけた状態．
ストーマ 4 時～8 時方向を重ね厚みを持たせた．

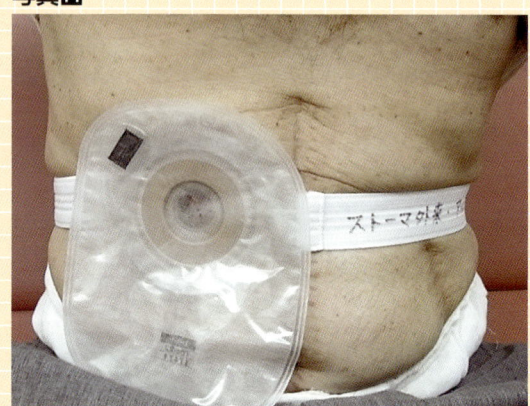

写真11

装具を貼付し「ユーケアー®胴ベルト」を併用した状態

　小さくし貼付した．ストーマ 4 時～8 時方向はリングを重ね，厚みをもたせた（**写真10**）．また，ベルト「ユーケアー®胴ベルト」（アルケア）も併用し，密着性を高めた（**写真11**）．
　このような装具，アクセサリーで排泄物のもぐり込みも防ぐことができ，2 日間貼付可能となった．

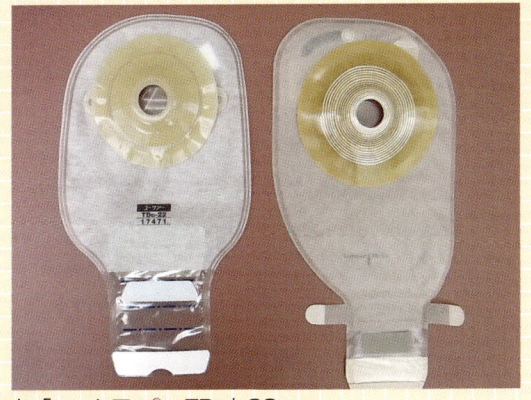

写真⓬
左「ユーケアー®・TDc」22 mm
右「アシュラコンフォートコンベックス（イージークローズ）EC®」21 mm

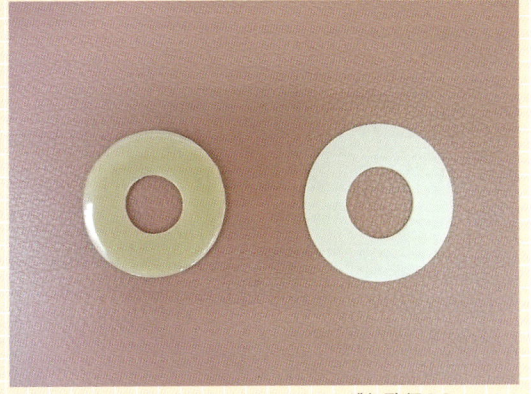

写真⓭
左「プロケアー®ソフトウエハーリング」孔径20 mm
右「コロプラストリング®」55-25 mm

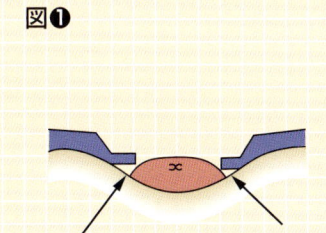

図❶ 腹壁に対して凸型嵌め込み具が浅いため，ストーマ近接部に密着しない

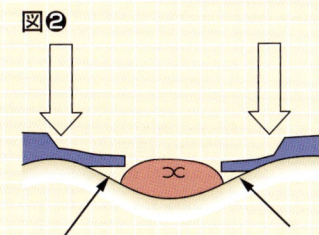

図❷ 凸型嵌め込み具のサイズが大きく，ストーマから遠位でしか押さえこみが効かないため，近接部が浮き上がる

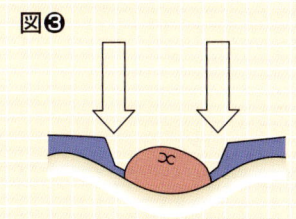

図❸ 腹壁と凸型嵌め込み具が合っており，ストーマ近接部で押さえこむことができるため，ストーマが突出する

考察

1．頻回の便漏れ

　今回，術後4カ月経過時に頻回に便漏れするようになった原因は，以下のことが考えられた。
①凸型嵌め込み具が患者に腹壁に合っておらず浮いてしまい，排泄物がもぐり込んだ。
②ストーマ4〜8時の瘢痕治癒した部分は硬く凸凹しており，皮膚保護剤の密着が不十分であった。
③以前より活動的になり，腹壁の動きも活発になり，面板が安定しにくくなった

　凸の高さを腹壁とストーマの形状に合わせて4 mmから6 mmにし，リング状皮膚保護剤を併用して面板と皮膚，面板とストーマの隙間を埋めたこと，ベルトを使用し密着性を高めたことで，これらの問題を解決できた。

　凸型嵌め込み具内蔵面板を使用する際は，凸の高さの違いや形に着目し，患者の腹壁やストーマに合ったものを選択する。凸型嵌め込み具内蔵面板の選択をする際は，腹壁の陥凹状態と，凸型嵌め込み具の深さや形状を合わせること，できるだけストーマに近い位置で押さえることがポイントである（図❶〜❸）。

　また，高齢者のストーマ装具を変更する際は，患者が新しい装具を受け入れやすいように，同じ

メーカーのものにするか，排出口が似たものにするなど，配慮が必要である。

2．ストーマ狭窄

　ストーマ狭窄の改善としてはフィンガーブジーがあるが，著しい狭窄や長期経過した狭窄に対しては効果が明らかにされておらず，さらに狭窄を助長する可能性も指摘されている[3]。ストーマやストーマ周囲の皮膚を損傷してしまうと，瘢痕狭窄を起こし，結果的にさらに狭窄するといわれている。適応かどうか，十分検討してから行う必要がある。また，再造設という方法もあるが，がんが再発した患者にとって再造設は難しい状況であることが多いため，注意深く観察していくとともに，ストーマと周囲皮膚のトラブルを最小限にできるよう，適切に管理していくことが必要である。

　結腸ストーマ狭窄の場合は，硬便になるとストーマから出にくくなるため，食事指導や下剤の服用で便性を柔らかく保つことも必要である。食事に関しては栄養士と協力し，状況によっては家族も含めて指導していく。

3．装具貼付時の体位

　装具貼付時は，体位により腹壁が多様に変化するため，それぞれの体位で腹壁をよく観察し，その上で装具を選択していく。装具を貼付する際は，皺や脂肪が自然に伸びる体位が良い。自分で貼付する場合はストーマが見えやすい立位か，浅く腰かけた坐位が良い。家族や介護者が貼付する場合は仰臥位でも良い。今回は家族が貼付するので仰臥位とした。貼付する時は皺の上に貼付することがないように，皺を伸ばしたほうが良いが，ピンと皮膚を伸ばしすぎないよう注意する。

4．看護師のケア

　合併症のあるストーマのケアは，複雑化しがちである。しかし，ストーマ装具やアクセサリーの種類や特徴を熟知しておき，ストーマケアを苦に思わせないようなケアを提供することが重要である。

　そうすることで，患者や家族はストーマケアに固執することなく，残された時間を有意義に過ごせるようになると考える。

文　献
（引用文献）
1) ストーマリハビリテーション講習会実行委員会・編：ストーマリハビリテーション実践と理論，金原出版，東京，2006, p.319.
2) 大村裕子・編：カラー写真で見てわかるストーマケア．メディカ出版，大阪，2006, p.104.
3) 日本ET/WOC協会・編：ストーマケアエキスパートの実践と技術，照林社，東京，2007, p.109.
4) 山田陽子，松浦信子，末永きよみ，他：適正なストーマ装具選択のためのストーマ・フィジカルアセスメントツール作成の試み．日本ストーマ・排泄会誌, 25 (3)：113-122, 2009.
5) 熊谷英子，大村裕子，山本由利子，他：ストーマ装具選択に必要な装具分類．日本ストーマ・排泄会誌. 25 (3)：103-111, 2009.

（参考文献）
1) 松原康美編著：ストーケアの実践，医歯薬出版，東京，2007.
2) 日本ストーマリハビリテーション学会：日本ストーマリハビリテーション学用語集．第2版，金原出版，東京，2003.
3) 山本由利子：ストーマ装具選択のポイント．メディカ出版，大阪，2003.
4) 秋山結美子，石澤美保子，後藤真由美，他：社会復帰ケアにおけるストーマ装具選択基準の一提案．日本ストーマ・排泄会誌, 25 (3)：133-145, 2009.

【真船　綾子】

17 成長発達を考慮した装具選択をすすめた小児小腸ダブルストーマのケース

症例のポイント
①小児の成長発達（体の動き）を制限しない安定した装具装着
②小腸ダブルストーマ
③腹壁が狭い
④前屈位で連結しない皺がでて面板が浮く

はじめに

症例は，1歳時に空腸と回腸のダブルストーマとなり，側腹・下腹部の腹壁は球状で腹部面積が狭く，ストーマ間の距離も十分確保できない状況であった。球状の腹壁に追従する小さい面積の面板で，かつ空腸ストーマからの腸液に対する耐久性を確保するため，アクセサリーの併用が必要とアセスメントし装具選択を行った。その結果，ほぼ漏れなく定期交換が可能で，ケア者の手技獲得もできており，交換日には両方剝がして入浴するという生活スタイルで過ごすことが可能となっている。

ただ，現在のケアには，いくつかのコツが必要でその手技がシンプルとはいえないこと，2つの装具は重なり合い単独のみの交換ができないという問題があり，今後の課題となっている。しかし，いま現在優先するのは，成長発達をうながすことである。漏れなどを気にして体勢や活発な動きを制限することなく，安定して貼付できる方法であることを念頭に根拠のある装具選択や方法を検討していく必要がある。

患者プロフィール

患者：1歳，女児。

ストーマの経過と既往歴

症例は1歳女児，ヒルシュスプルング病類縁疾患（オリゴガングリオノーシス）で第1子である。

【空腸ストーマ造設前】

生後1日にマーキングを実施し，右腹部に双孔式回腸ストーマを造設した。母親が連日面会に来られ日常生活全般のケアを行っている。父親も休日に面会に来られている。ストーマケアの手技獲得にも意欲的に取り組み，入院生活のなかでも主にストーマケアを担当しているのは母親である。成長発達に伴う腹壁や姿勢などの変化に対し定期的な経過フォローを行った。腹壁の状態は，面積

は狭く，柔らかいが大きく球状に張っていた。安定して使用できた装具は，板状皮膚保護剤「ホリスタースキンバリア®」（ホリスター）を面板にし，「こども用カラヤ5ドレイン®」（ホリスター）に弾性包帯をベルトとして使用したもので，3日に1回の定期交換で行った。入院治療が継続し，中心静脈カテーテル感染，抗生物質治療，カテーテル入れ替えを数回繰り返した。

　生後7カ月ころより，外出や，病院から車で約30分の自宅への1泊程度の外泊も実施されていた。しかしその後もしばしば感染による全身状態の悪化を繰り返し，原因として中心静脈カテーテル感染以外に，上部小腸の腸液停滞からくる腸炎が考えられた。胃と腸のチューブによる減圧を必要とし，経腸栄養もすすめられない状況が続いた現状を脱するため上部小腸の減圧目的でさらにもう1カ所双孔式ストーマを造設する方針となった。

【空腸ストーマ造設】

　1歳0カ月時，トライツ靭帯から約40 cmの空腸を左腹部に挙上し，双孔式ストーマが造設された。術前マーキングでは「おすわり」「ハイハイ」など発達行動をふまえて[1]，前術創（横切開），今回の予定切開創（縦切開），回腸ストーマとの距離，高さ（新たに造設するストーマにベルトを使用するときに坐位でも当たらない位置）などを考慮し，医師・両親・病棟看護師と確認した。新たに造設した空腸ストーマから回腸ストーマまでの腸管は術中所見で約120 cmであった。

【空腸ストーマ造設後】

　明らかな術後合併症の発症はなく経過した。術後2週間ころより空腸ストーマ口側からの排出が良好となり，経腸栄養（経鼻胃チューブから0.5 kcal/mLラコールを1日200～300 mL注入）を実施し，安定している状態で，1日約400～500 g程度の水様便の流出がみられている。

　回腸ストーマの装具に関して，排出量によってはストーマ袋を装着せずに管理することも検討されたが，空腸ストーマ肛門側への浣腸の施行により回腸ストーマ口側から1日30 g程度の粘液流出が持続的にみられるため，可能な限り小さいサイズの装具で装着することとなった。装具選択時の体重は約5 kg，身長約60 cm，坐位で遊ぶことや縦抱きで抱っこされている姿勢が多い。1歳2カ月時，空腸と回腸にそれぞれ双孔式ストーマが造設されている状態での装具選択について検討する。

ストーマ・フィジカルアセスメントツール　（写真❶~❸）

評価段階	アセスメント項目	アセスメント 空腸ストーマ	アセスメント 回腸ストーマ	装具選択基準
Step 1 仰臥位 （下肢を伸展させる） 写真❶	ストーマの形状	非正円	非正円	A2-49，A2-50
	ストーマのサイズ（縦径）	12 mm	13 mm	
	ストーマの高さ	非突出（6 mm）	突出（10 mm）	A2-59　＊1
	ストーマ周囲皮膚 4 cm 以内の手術創，瘢痕，骨突出，局所的膨隆	臍 1.3 cm 横切開創跡 0.8 cm 縦切開創 1.7 cm 回腸ストーマ 2.6 cm	臍 1.0 cm 横切開創跡 2.3 cm 縦切開創 2.7 cm 空腸ストーマ 2.6 cm	A2-78
Step 2 坐位 （足底を床につける） 写真❷ ＊2	ストーマ周囲 4 cm 以内の腹壁の硬度	普通	普通	
Step 3 前屈位 ＊3 （背筋の緊張を解き，30度以上前傾し，なおかつ被験者が日常生活でよくとる体位） 写真❸	ストーマのサイズ（横径）	不測 （仰臥位で 17 mm）	不測 （仰臥位で 16 mm）	
	ストーマ外周 4 cm 以内の皮膚の平坦度	平坦		A1-115
			山型	A1-115，A1-117，B-120
	ストーマ外周 4 cm 以内連結しない皺	不測　無		
			不測　有	A2-134
	ストーマ外周 4 cm 以内連結する皺	不測　無	不測　無	
Step 4	ストーマの種類	空腸双孔式ストーマ ＊4	回腸双孔式ストーマ ＊5	A1-1，A1-6 ＊6 A1-12，A2-3 ＊1 A2-5　＊6 A2-8 B-9　＊7 B-21
	ストーマの排泄物の性状	水様	水様（粘液）＊5	A1-34　＊6 A1-40 A2-29 A2-31　＊1 A2-33　＊6 A2-36，B-35 B-37　＊7

症例⑰成長発達を考慮した装具選択をすすめた小児小腸ダブルストーマのケース

＊1　非突出の新ストーマ，回腸ストーマ，水様便に対して凸型装具が推奨（A2）されているが，今回の装具選択には適用しなかった。理由は後述（考察）。
＊2　ストーマ・フィジカルアセスメントツールの「足底を床につける」は小児であり困難なため，写真❷の姿勢での計測とした。
＊3　前屈位の計測では姿勢と機嫌の維持が困難であり，横径は仰臥位のみの計測とした。
＊4　空腸ストーマであるが，選択基準では「回腸」で選択した。
＊5　回腸ストーマであるが，1日30g程度の粘液便のみの排泄であり排泄量は多くない。
＊6　回腸ストーマ，水様便に対して中期用から長期用装具を選択する（A1），硬い面板が推奨（A2）されているが，今回の装具選択には適用しなかった。理由は後述（考察）。
＊7　回腸ストーマ，水様便に対して，ベルト使用を考慮（B）とされている。回腸ストーマも該当するが排泄量が多くないため不要と考える。

写真❶　仰臥位
（空腸ストーマ造設術後2カ月時）

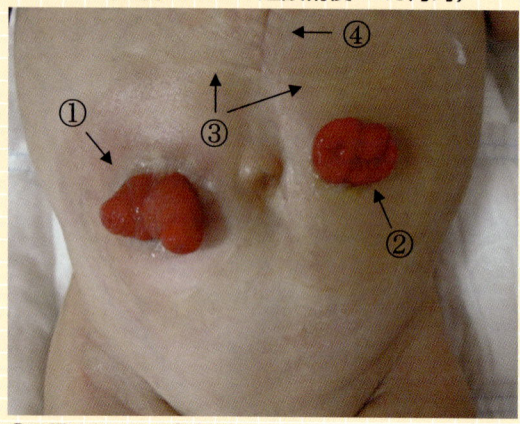

①回腸ストーマ　②空腸ストーマ
③前回横切開創　④今回縦切開創

写真❷　坐位
（空腸ストーマ造設術後2カ月時）

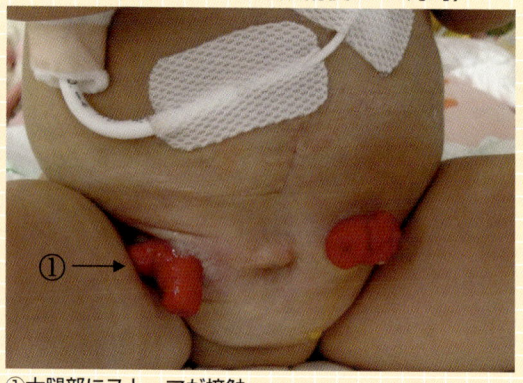

①大腿部にストーマが接触

写真❸　前屈位
（空腸ストーマ造設術後2カ月時）

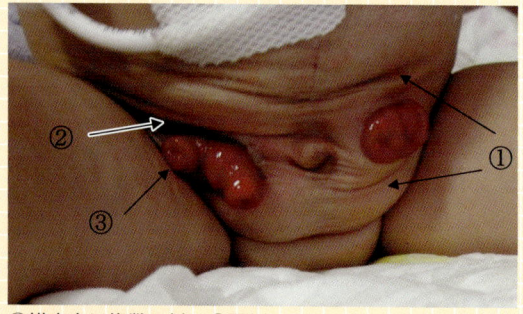

①横方向に複数の皺　②頭側にストーマに連結しない皺
③大腿部にストーマが接触

1．空腸ストーマ

仰臥位での腹壁状態（**写真❶**）では，ストーマ周囲4cm以内に創の跡や回腸ストーマがあるが目立った皺や凹凸はない。面板貼付範囲として制限されるのは8時方向の回腸ストーマまでの距離で2.6cmである。

空腸ストーマ造設前には腸管拡張などにより腹部が緊満していたが，計測時の腹部状況では指が1縦指沈み，硬度は「普通」とした。

前屈位の計測では姿勢と機嫌の維持が困難であり，横径は仰臥位のみの計測とした。腹直筋が収縮し横方向に複数の皺が出現した（**写真❸**）が，ストーマに連結しない5mm以上の皺，ストーマに連結する3mm以上の皺は見られなかった。双孔式ストーマであり，1日500g程度の水様便が排泄されるのは口側3時方向からであるが，ストーマ周囲の皮膚は平坦で，皺や窪みはみられない。

皮膚所見：ストーマ造設後約2カ月経過し，ストーマ創は治癒しており粘膜皮膚接合部に異常所見はない。ストーマ近接部は軽度浸軟がみられる。皮膚保護剤貼付部と装具外周のテープ粘着部は軽度発赤があり剥離後の一時的な反応とみられる。

2．回腸ストーマ

空腸ストーマ同様，仰臥位での腹壁状態では，面板貼付範囲の制限は，2時方向の空腸ストーマまでの距離2.6cmである。

前屈位ではストーマに連結しない皺（**写真❸**）が頭側にみられる。前屈位では頭側の皺に面板が押されて浮きあがる可能性と，大腿部にストーマが接触する状態（**写真❷，❸**）から，下腹部への面板辺縁の食い込みやストーマ粘膜の圧迫などの有無に注意する必要がある。

皮膚所見：ストーマが造設され，装具装着を開始して約1年が経過している。ストーマ近接部は縫合糸の跡が瘢痕治癒したとみられる部分が色素脱出している。色素脱出部を除く全周囲約1cmの範囲で毛細血管の拡張とみられる発赤がある。皮膚保護剤貼付部に色素沈着などの皮膚所見はみられない。

粘着性ストーマ装具の分類

構造分類	選択した分類と理由 空腸ストーマ	選択した分類と理由 回腸ストーマ	装具選択基準
1．システム	消化器用		A1-1　*1，A2-29　*1
	二品系		該当なし
	*2	*3	
2．面板	形状：平板		A1-115，A2-59　*6
	*4	*5	
構造	外周テープ付	全面皮膚保護剤	該当なし
	*7		
柔軟性		柔らかい	A1-117
	*8		*2
耐久性		短期用～中期用	該当なし
	*9		
ストーマ孔	自由開孔		A2-49，B-21，B-35　*1
3．面板機能補助具		練状皮膚保護剤	A2-50，A2-78，A2-8　*1，A2-36　*1，A2-134　*6，B-120　*6
	*10		
	ベルト連結部：あり	ベルト連結部：なし	B-9　*1，B-37　*1
	*11		
4．フランジ	固定型	浮動型	該当なし
嵌合方式	―	粘着式	該当なし
5．ストーマ袋	開放型		A1-12，A1-40
色	透明	白	該当なし
閉鎖具	その他（輪ゴム）	付帯型	該当なし
	*12		

*1　回腸ストーマは粘液瘻の状態であり「回腸」「水様便」により上げられた基準は現時点の優先度としては低い。
*2　面板に板状皮膚保護剤，袋にカラヤ5ドレインを使用しているため二品系と分類する。
*3　粘膜脱出がある。面板孔をストーマにあわせるには単品系＜二品系
*4　非突出ストーマであるが周囲皮膚は平坦で皺や窪みもないため凸は不要。
*5　突出ストーマであり平板装具を使用する。
*6　回腸ストーマのみに該当
*7　球状の下腹部や側腹部に追従すること，面板辺縁のバッキングフィルムで擦過しないことを考慮するとテーパーエッジが望まれるが，貼付可能な面積のものがない。
*8　皮膚表面は柔らかいが，坐位姿勢での下腹部は球状に張りがあり硬い面板では辺縁がはねて浮いてしまうため，柔らかめで追従する面板を使用する。回腸ストーマ周囲皮膚は山型であり柔らかい面板で追従させる。
*9　術前同様3日ごと程度の定期交換をめざす。3日ごと，装具交換時に入浴するスタイルを継続する。小腸ストーマで水様の便であるが現在の排泄量ならばアクセサリーで補強することで凸や更なる耐久性は不要。
*10　貼付面積が限定されているため，気温や体温などにより溶解程度が変化し予定外の漏れが生じる。安定して漏れなく管理するため追加使用。
*11　空腸ストーマからの排液量は多く，保護剤での粘着のみでは貼付面積上不安定と予測される。外周テープによる皮膚障害を考慮し，テープ面積は最小限にカットし，ベルト使用により安定を図る。
*12　坐位時，大腿に当たらないよう硬く大きいものは避ける。

＜選択装具＞
空腸ストーマ：練状皮膚保護剤「アダプト皮膚保護ペースト®」（ホリスター）＋板状皮膚保護剤「ホリスタースキンバリア®」（ホリスター）＋「こども用カラヤ5ドレイン®」（ホリスター）
　ベルト使用
回腸ストーマ：練状皮膚保護剤「アダプト皮膚保護ペースト®」（ホリスター）＋「イージフレックスキッズプレート®」（コロプラスト）＋「イージフレックスキッズバッグEC・C®」（コロプラスト）

考察

【空腸ストーマ】

　ストーマ・フィジカルアセスメントツールから抽出された空腸ストーマの特徴の中で，装具選択基準の根拠となった項目は「非正円」「双孔式」「水様便」「周囲に創や瘢痕」「回腸」「平坦」「消化管」であり，そこから導き出された基準は，「自由開孔」「アクセサリー使用」「平板」「消化管用」「開放型」「ベルト使用」であった。
　これらの基準をふまえ，ベルトが使用でき，腹壁に追従する柔らかい皮膚保護剤で，狭い面積でも貼れるフランジの小さい装具として「ノバ2リング®＋ノバ2ミニフォールドアップ®」（ダンサック）（**写真4**②）を試用した。しかし，袋の使用感が合わないとのケアの意見を考慮して別の装具を検討した。選択したのは，回腸ストーマに使用していた「ホリスタースキンバリア®＋こども用カラヤ5ドレイン®」（ホリスター）（**写真4**①）である。使い慣れており，「安心感がある」という言葉が聞かれている。

写真❹　空腸ストーマの候補にあげた装具

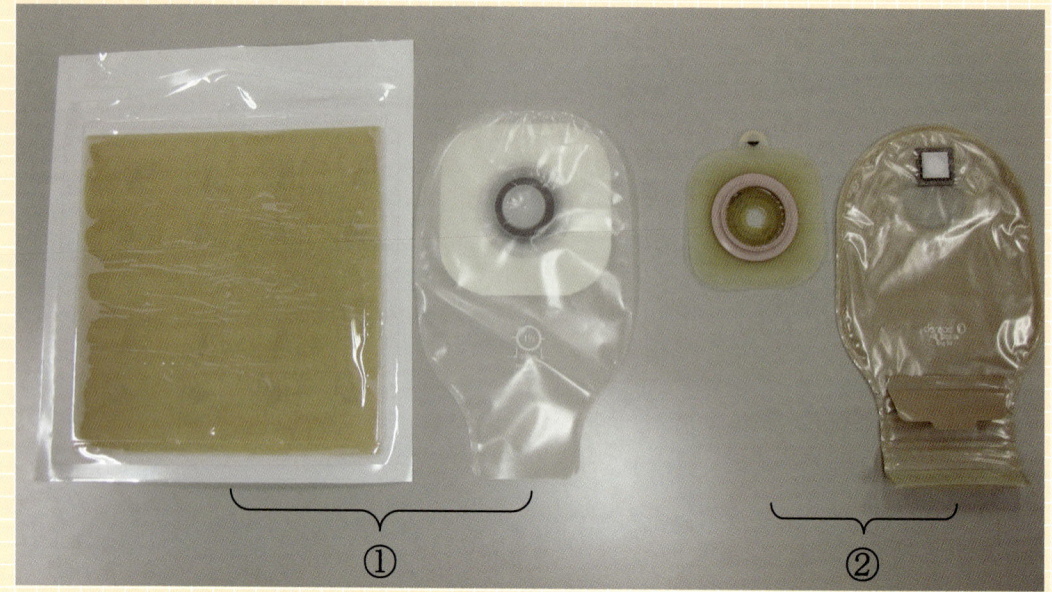

① 「ホリスタースキンバリア®」約 5×6 cm にカットして使用＋「こども用カラヤ 5 ドレイン®」38 mm（ホリスター）
② 「ノバ 2 リング®」（36 mm）面板サイズ 85×85 mm＋「ノバ 2 ミニフォールドアップ®」（ダンサック）

1．基準該当項目について

　開放型，消化管用，平板については「A1」が含まれており選択の根拠となった。
　「A2」が 4 項目該当したアクセサリー使用に関して，この症例でもっとも使用を要する理由としては小腸ストーマによる水様便でのストーマ近接部皮膚保護剤溶解の防止と考える。
　ベルト使用に関しての基準では「B」2 項目の該当であるが，狭い面積での皮膚保護剤貼付で浮動型でない装具を球状の腹壁に安定して固定させるために，ベルトの使用がそれを可能にしている。

2．基準該当も選択に用いなかった項目について

　「非突出」「回腸」「水様便」では「凸型」を推奨（A2），「回腸」「水様便」では「硬い面板」を推奨（A2），「回腸」「水様便」では中期用〜長期用を選択する（A1）とされている。症例は小児であり，テープや刺激で発赤や傷もつきやすい皮膚状態であった。硬い面板や凸で圧迫することや耐久性のある保護剤で剥離刺激が加わることで皮膚障害を起こす可能性があるため，より刺激の少ないタイプの装具使用を検討する必要がある。アクセサリー，ベルト使用などで安定した貼付が可能となっているため，本症例において，この条件は選択に用いなかった。

3．基準該当のなかった項目について

　面板の構造では「二品系」「外周テープ付」「柔らかい」「短期〜中期用」「固定型」，袋では「透明」，閉鎖具「輪ゴム」であった。閉鎖具に関しては，装具が下腹部に限局しており，硬い大きな素材のものでは皮膚障害や体の動きの妨げになるため，より小さく体に当たらず管理できる輪ゴムを用いている。

【回腸ストーマ】

　ストーマ・フィジカルアセスメントツールから抽出された回腸ストーマの特徴の中で、装具選択基準の根拠となった項目は、空腸ストーマの項目に加えて「山型」「連結しない皺」「突出」であり、基準は、空腸ストーマの項目に加えて「柔らかい面板」であった。

　回腸ストーマは「回腸」「水様便」であるが、空腸ストーマ造設により粘液瘻の状態にある。「回腸」「水様便」による装具選択基準に関しては優先度を下げ、ストーマ袋と面板サイズがより小さいものとなるように検討した。しかし今後ストーマ間の腸管機能維持のため栄養の注入が開始された場合には、水様便の排泄量増加に対応できるよう装具をアセスメントする必要がある。

1．基準該当項目について

　アクセサリー使用に関して、空腸ストーマの「A2」4項目に加えて「山型（B）」「連結しない皺（A2）」が該当した。回腸ストーマは双孔の粘膜共に突出しており、基部の径より粘膜の最大径のほうが大きく、面板ストーマ孔を基部径よりやや大きめにカットする必要がある。基準に該当した因子に加えて、アクセサリー使用により基部のすき間を埋めることでストーマ周囲皮膚障害を予防できていると考える。

　先に述べたように、回腸ストーマは排泄量が少なく「回腸」「水様便」による耐久性への影響が少ないと考え、基準「B」の「ベルト使用」は回腸ストーマには適用しなかった。しかし、前屈姿勢になると、ストーマ頭側に生じる皺と腹壁がさらに球状に突出することで面板頭側の辺縁がはねて浮き上がる。これに対して、空腸ストーマのベルトタブとベルトで回腸ストーマ装具を上から押さえるように装着することで、回腸ストーマ面板の頭側の浮きあがりを防止できている。

2．基準該当も選択に用いなかった項目について

　空腸ストーマの②に加えて、回腸ストーマの少ない排泄量は耐久性への影響が少ないと考えられ、「凸」「中期用～長期用」「硬い」面板である必要性は低い。

3．基準該当のなかった項目について

　面板の構造では「二品系」「全面皮膚保護剤」「短期～中期用」「浮動型」「粘着式」、袋では「白」、閉鎖具「付帯型」であった。

　1．で述べたように回腸ストーマ粘膜は突出しており、基部が見えにくい。ストーマにあわせて装着するには二品系が簡便である。新生児用の面板の小さいタイプの二品系では粘着式のものがいくつかある。浮動型でないタイプの「パウチキン新生児用パウチ®」（ホリスター）（**写真5**③）を空腸ストーマ造設前に回腸ストーマに使用したときに、粘着テープ部分に皺が入り皺に沿って漏れが生じてしまい使用できなかった。原因として粘着テープ貼付部の腹壁が山型で周囲は球状となり、坐位では皺も入るため、粘着部分には伸縮性がなく追従しなかったことが考えられる。今回選択した「イージフレックス　キッズプレート®＋キッズバッグ EC・C®」（コロプラスト）（**写真5**①）は浮動型であり、腹壁に影響されることなく袋を粘着させることができている。

　また、二品系で袋のみ外せることは緊急時にも適している。便に血液が混入した際に、ストーマ粘膜からか、腸管内部からの出血であるかの観察を要した。袋が透明でなく外からの観察は困難であるが、粘着式の二品系であるため、袋のみ外しての観察や処置が可能であった。短期交換が可能なため術直後に使用していた「ノバ1インファントドレイン®」（ダンサック）（**写真5**②）などの

写真❺　回腸ストーマの候補にあげた装具

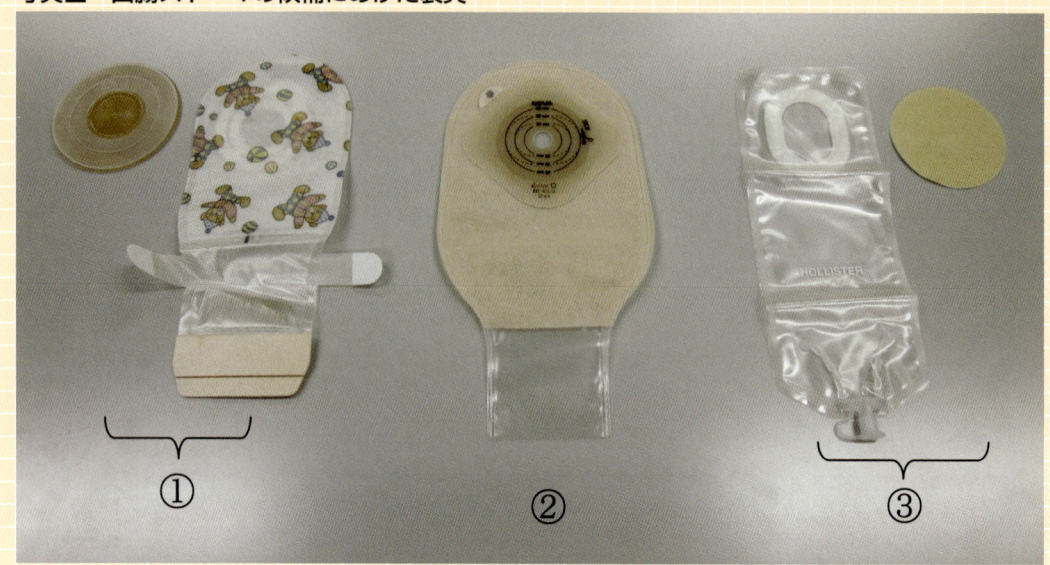

① 「イージフレックス　キッズプレート®」（27 mm）＋「キッズバッグ EC・C®」（17 mm）（コロプラスト）
② 「ノバ 1 インファントドレイン®」（ダンサック）
③ 「パウチキン新生児用パウチ®」（ホリスター）

　単品系であった場合，両ストーマの装具は重なり合っているため，すべて剥がす必要があり頻回に必要になった場合には管理面，コスト面において負担となる。
　袋に関して，袋の色は透明タイプではなく絵柄の入った不織布タイプを使用している。かわいい柄の不織布カバーはケア者の希望でもあった。両ストーマに装具が装着されると，小さなお腹はその肌がほとんど見えない状態になる。そのうち一つがかわいい柄の袋であることがケア者や家族，本人にとってストーマに関する印象をプラスにすることが考えられた。付帯型の閉鎖具は素材も柔らかくコンパクトに折り込めるため，腹壁や大腿に接触して傷つけることなく安全に使用できている。

【2 つのストーマと装具装着】

　個々のストーマの装具の選択に加え，本症例において 2 つのストーマの装具同士の位置関係や重なり，面積を考慮した装具装着方法が装具の安定性に影響している。
　面板貼付面積について，本症例は便の性状が水様であり，皮膚保護剤の耐久性も長くないためアクセサリーやベルトを用いて安定を図っているが，乳幼児の腹壁は狭く，ストーマ周囲皮膚 4 cm を確保できない状況も珍しくない。排泄量も成人に比べて少ないため 4 cm の安定面を要しない場合もある。本症例では面板貼付面積としてもっとも限られたのは 2 つのストーマの距離で 2.6 cm であった。2.6 cm の距離について，2 つの面板を重ねずに別で交換できるようにするか，単独での交換はできないが安定性を図るため重ね合わせて貼付するかが問題であった。面板面積は，回腸ストーマが直径 7 cm，空腸ストーマは楕円形で約 5×6 cm である。面板同士を重ねず貼付するには，貼付できる幅が 1.3 cm 以下になり，2 つのストーマの間には臍もあるため安定性が期待できなかった。したがって，排泄量が少なく，面板の厚さが薄い回腸ストーマの面板を先に貼付し，その上に空腸ストーマの面板を重ねている。これによって回腸ストーマのみの装具交換は困難であるが，排泄量

の多い空腸ストーマの装具交換のみ行うことは可能と考えている。しかし空腸ストーマの漏れにより装具交換することはなく経過している。

まとめ

今回，成長発達段階にある小児のダブルストーマの装具選択を行った。

小児のストーマでは小児特有の腹壁や成長発達，ケア者は誰であるのか，なども考慮する必要がある。また，乳幼児期には本人の訴えから得られる情報が限られるため，客観的な観察によりその問題点を把握してケアを検討する必要がある。しかし装具交換時に，泣いてしまうなど，落ち着かない状況で手早く，時に焦りを伴いながら行わなければならないということも珍しくない。その短時間で的確なストーマ・フィジカルアセスメントを行うことは難しいが大変重要である。

ストーマ・フィジカルアセスメントツールに基づいてアセスメントした結果，2つのストーマは「小腸ストーマ」「水様便」など共通する部分もあるが，個々の条件や周囲の腹壁状況にはそれぞれの特徴があることが明確になった。小児用の装具や小さい腹壁に貼付できる小さい面板の種類は限られるが，それぞれのストーマの特徴に応じた根拠のあるアクセサリーの使用などによってより安定した装着が可能になることを実感できた。

文 献

1) 山田陽子, 松浦信子, 末永きよみ, 他：適正なストーマ装具選択のためのストーマ・フィジカルアセスメントツール作成の試み. 日本ストーマ・排泄会誌, 25 (3)：113-123, 2009.
2) 熊谷英子, 大村裕子, 山本由利子, 他：ストーマ装具選択に必要な装具分類. 日本ストーマ・排泄会誌, 25 (3)：103-112, 2009.
3) 大村裕子, 秋山結美子, 石澤美保子, 他：社会復帰ケアにおけるストーマ装具選択基準の一提案, 日本ストーマ・排泄会誌, 25 (3)：133-112, 2009.
4) 宮本和俊：消化管ストーマの手術と合併症. 溝上祐子, 池田均・編, 小児創傷・オストミー・失禁管理の実際, 昭林社, 東京, 2010, p23〜32

【上條みどり】

18 腹壁の状態が変化しやすいイレオストミーを保有した活動性の高い小児のケース

症例のポイント
① 腹壁の硬度に変化が生じ，面板の密着が悪くなる。
② 体位により陥凹や皺がでて，装具の密着が悪くなる。
③ 体位によりストーマサイズが変化する。
④ ストーマ脱出によりストーマサイズが変化する。

はじめに

　本症例は，装具交換を頻回に要するようになったイレオストミーを保有する学童のストーマケアである。この患児は，ストーマに近接した12時～6時方向の皮膚に瘢痕による陥凹があり，活動性が高かったため，ベルトタブ付きのイレオストミー用単品系凸型内蔵型ストーマ装具を使用していた。今回，装具交換が頻回になったのは，運動量が多くなったことで瘢痕による陥凹が深くなったためと推測した。

　しかし，ストーマ・フィジカルアセスメントを実施したところ，「原疾患によって腹壁の状態が変化しやすく装具が腹壁に追従できていないこと」「体位やストーマ粘膜脱出によるストーマサイズの変化があること」がわかった。そこで，現在のセルフケア能力を加味して，改めてアセスメントに基づいた装具選択を行ったところ，装具が腹壁に追従し，定期的な装具交換ができるようになった。

　腹壁の状態が変化しやすい症例では，定期的なフィジカルアセスメントの実施を行い，使用している装具が適切か査定していく必要がある。

患者プロフィール

患児：9歳，男児

ストーマの経過

疾患名：オリゴガングリオノーシス
手術：新生児期に上記診断のため緊急で手術が行われた。
ストーマサイトマーキング：術前には行われなかった。
ストーマ造設位置：終末回腸から43 cm口側，右上腹部の腹壁に単孔式回腸ストーマを造設した。その後，ストーマからの排便がなく，そのためさらに口側に緊急でストーマを再造設。
造設後の問題点：ストーマ再造設の際の皮膚切開が大きく，術直後に創感染・創離開が生じた。創感染・創離開は洗浄とケアによって治癒したが，ストーマ12時～6時方向に瘢痕が残った。

今回，装具交換を行うまでは，瘢痕部を板状皮膚保護剤の切片で補正した上から，「イレファイン D40®」(アルケア)を貼付し，中2日で交換していた．ときおりストーマ近接部3時方向から排泄物の漏れがあったが，1カ月前くらいから排泄物の漏れによるストーマ装具交換頻度が徐々に増し，連日～中1日で交換するようになっていた．

ストーマケアに関連する背景：経胸腔的右心房内中心静脈カテーテル留置により，在宅で中心静脈栄養法を行っている．栄養は中心静脈栄養が主体で，1日当たり100mL未満の経腸栄養剤を経口摂取している．小学校へは輸液と携帯ポンプをリュックサックに入れて通学している．体を動かすことが好きで，自宅ではでんぐり返しや戦いごっこをするなど，活動性が非常に高く，発汗も多い．

既往歴

特記事項なし．

装具選択までのプロセス

1．ストーマ・フィジカルアセスメント（表1）

評価段階	アセスメント項目	アセスメント	装具選択基準
Step 1 仰臥位：ストーマのサイズ 24×17×18 mm （下肢を伸展させる）	ストーマの形状	非正円形	A2-49，A2-50
	ストーマのサイズ（縦径）	17 mm	
	ストーマの高さ	18 mm	A2-59
	ストーマ周囲皮膚4cm以内の手術創，瘢痕，骨突出，局所的膨隆	ストーマ12時～6時方向に手術創瘢痕	B-120
Step 2 坐位：ストーマのサイズ 25×17×15 mm （足底を床につける）	ストーマ周囲4cm以内の腹壁の硬度	硬い	B-87
Step 3 前屈位：ストーマのサイズ 27×17×20 mm （背筋の緊張を解き，30度以上前傾し，なおかつ被験者が日常生活でよくとる体位）	ストーマのサイズ（横径）	27 mm	
	ストーマ外周4cm以内の皮膚の平坦度	ストーマ12時～6時方向に手術創瘢痕があり，前屈位で陥凹する	A2-78
	ストーマ外周4cm以内連結しない皺	無	
	ストーマ外周4cm以内連結する皺	ストーマ12時～6時方向に手術創瘢痕があり，前屈位で陥凹し（写真3），浅い皺を形成	B-118
Step 4	ストーマの種類	イレオストミー（回腸単孔式）	A1-1，A1-6，A2-8
	ストーマの排泄物の性状	水様便	A1-34，A2-36，B-35

写真❶　仰臥位の腹壁

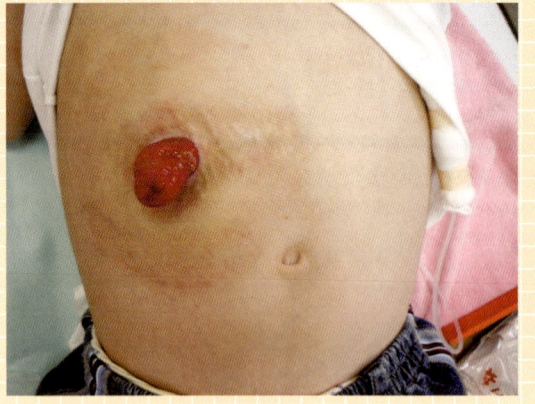

写真❷　腹壁の硬度

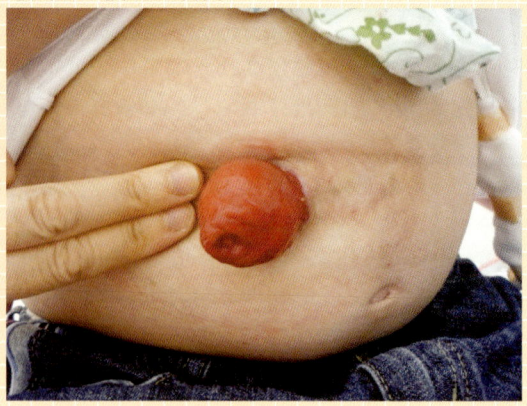

写真❸　前屈位での瘢痕部の陥凹

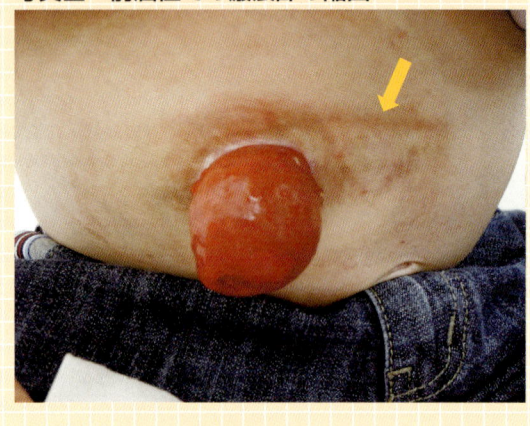

＊写真❶〜❸は，ストーマ・フィジカルアセスメント実施時

　ストーマ・フィジカルアセスメントツール[1]を参照し，アセスメントを行った（表❶）。

仰臥位：ストーマサイズは 24 mm×17 mm×18 mm の非正円形のストーマである。ストーマ 12 時〜6 時方向から 3 時方向に向かって延びる瘢痕（**写真❶**）があり，瘢痕部は表面に細かな凹凸はあるが，明らかな陥凹はなかった。

坐位：坐位をとり腹圧がかかるとストーマ粘膜脱出がみられ，その際のストーマサイズは 25 mm×17 mm×15 mm で，仰臥位と比較するとストーマの横径が 1 mm 大きくなっていた。また，坐位時のストーマ周囲皮膚 4 cm の硬度は 1 縦指以下で，「硬い」と判断した（**写真❷**）。

前屈位：ストーマ粘膜脱出がみられた状態でのストーマサイズは 27 mm×17 mm×20 mm で，仰臥位・坐位と比較すると横径は最大であり，最小の仰臥位とは 3 mm の差があった。30 度程度前傾姿勢をとると，ストーマ 12 時〜6 時方向から 3 時方向に向かって延びる瘢痕は浅く陥凹していた（**写真❸**）。この瘢痕は，ストーマ 3 時方向から外周に 4 cm 続いていた。またストーマ外周 4 cm 以内の範囲での皺はなかった。

ストーマの種類と排泄物の性状：ストーマの種類は回腸ストーマで，排泄物は水様で 1 日 600〜800 mL 程度，排ガスは多量であった。

　以上より，ストーマ 12 時〜6 時方向から 3 時方向に向かって延びる瘢痕は，仰臥位では明らかな陥凹はなかったが，前屈位では浅く，瘢痕は浅く陥凹していた。また，坐位時のストーマ周囲皮膚 4 cm の硬度は硬い状態であった。瘢痕部の陥凹には軽度の補正が必要と判断したが，硬めの凸

型嵌め込み具内蔵型装具であると，さまざまな姿勢による腹壁の変化に追従できず，隙間が生じ水様便が潜り込んでいることが予測された。また，ストーマサイズは，仰臥位と前屈位では3mmの差があったため，面板のストーマ孔のサイズの修正の必要性が考えられた。

2．粘着性ストーマ装具の分類（表❷）

構造分類	亜分類	アセスメント	装具選択基準
1．システム	1）消化管用　尿路用	消化管用	A1-1
	2）単品系　二品系	単品系	＊1
2．面板	1）面板の形状	平板	B-87
	2）面板の構造	全面皮膚保護剤	＊2
	3）面板の柔軟性	柔らかい	＊3
	4）皮膚保護剤の耐久性	中期用〜長期用	A1-6
	5）ストーマ孔	自由開孔	A2-49
3．面板機能補助具	1）補助具	板状・練状皮膚保護剤	A2-8，A2-36，A2-50
	2）ベルト連結部	ベルト使用あり	A2-121，B-9
4．フランジ	1）フランジの構造		
	2）嵌合方式		
5．ストーマ袋	1）ストーマ袋の構造	開放型	A1-12
	2）ストーマ袋の色	肌色または白色	＊4
	3）閉鎖具	キャップ式排泄口付き	＊5

＊1　活動性が高いため，嵌合部が外れることがないもの。
＊2　活動性が高く発汗が多く，テープによる接触性皮膚炎を起こしやすいため。
＊3　活動性が高く腹壁は硬いため，腹壁に追従しやすいもの。
＊4　活動性が高く，不意に衣類からストーマ袋が見えることがあっても中身の見えないもの。
＊5　患者自身が操作しやすいもの。

　粘着性ストーマ装具の分類[2]を参照し，装具を選択した（**表❷**）。
システム：患児はイレオストミーであるため，水様の多量の便・多量のガスに応じた，耐水性があり容量の大きいイレオストミー用ストーマ袋を使用していた。患児は活動性が非常に高く，過去に，二品系装具では嵌合部が外れそうになったり，フランジ部分が破損したエピソードがあった。そこで，柔らかい面板のタイプが多く，嵌合部が外れることのない単品系装具を選択することとした。
面板：ストーマ・フィジカルアセスメントから，腹壁は硬く，硬い面板では皮膚に追従しないと判断し，柔軟性のある面板を選択した。また，ストーマの高さは十分あることから，今回は，瘢痕部の陥凹をアクセサリーで補正し，その上から平板の面板を貼付することとした。また，面板の構造は，活動性が高いことからテープ付きの面板の装具も考慮したが，皮膚の菲薄さが観察されたため，全面皮膚保護剤の面板を選択した。排泄物は水様で量が多く，小児で発汗も多いため，皮膚保護剤の耐久性は，中期〜長期用のストーマ装具を選択した。

写真❹　ストーマ粘膜の潰瘍

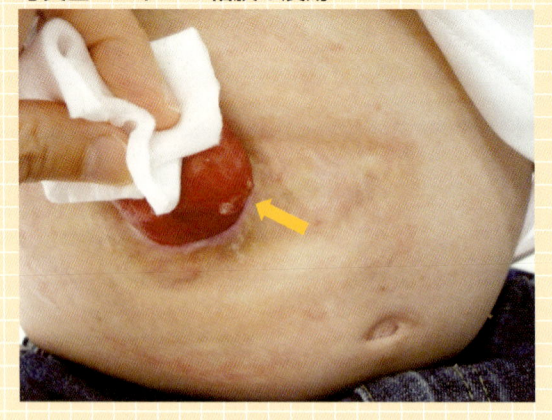

　面板のストーマ孔は，ストーマが楕円であり，かつ水様便でストーマ近接部の皮膚を保護するために自由開孔のものとした。
面板機能補助具：瘢痕部の陥凹を補正する必要があったため，板状皮膚保護剤で補正することとした。また面板ストーマ孔は前屈位のストーマサイズに合わせてカットするために，ストーマ近接部にはリング状にした用手形成皮膚保護剤を使用することとした。
フランジ：単品系を選択するため，この項目の検討は除いた。
ストーマ袋：回腸ストーマで排泄物や排ガスが多く，ストーマ袋は開放性のものを選択した。また，集団生活を送っている患児の希望もあり，中身が見えないタイプを検討した。閉鎖具については，以前キャップタイプ使用時に，キャップが奥まで嵌っていなかったためキャップが外れたアクシデントがあった。しかし，成長に伴い手先の運動能力がつき，便の処理時の操作も十分に理解して丁寧に行えるようになってきたため，本人の意向も確認して，キャップ式排出口付きタイプを選択した。

3．皮膚の所見

　面板の外周にわたる色素脱失，3時～5時方向の皮膚の軽度の菲薄化が確認された。これは，面板の外周に対する皮膚への慢性的な刺激が加わっていることが予測された。これらは，ストーマ装具の固定が不安な際に粘着テープで補強していたことや，便の漏れによって中期交換の装具を連日交換していたことが原因と考えられた。そこで，全面皮膚保護剤の面板を考慮することとした。また，皮膚保護剤は粘着力の弱いものを使用すると，排泄物の性状から皮膚保護剤が溶解しやすくなることが予測されるため，あくまでも定期交換ができることが前提で，中期～長期使用の皮膚保護剤を選択し，装具交換時の粘着力が強い場合には，適宜リムーバーの使用を考慮することとした。

4．ストーマ粘膜の所見

　ストーマ粘膜2時～4時方向に潰瘍がみられた（**写真❹**）。このことから，面板ストーマ孔のサイズが適切でないことが考えられた。ストーマ脱出時・前屈位ではストーマサイズが大きくなっており，面板ストーマ孔を最大径である前屈位かつストーマ脱出時のサイズに合わせる必要がある。その際，ストーマ近接部の皮膚は，アクセサリーで保護することとした。

写真❺

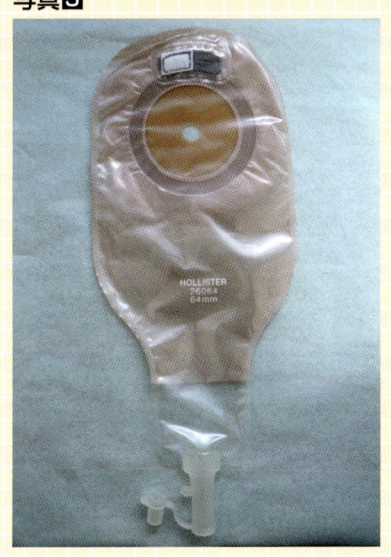

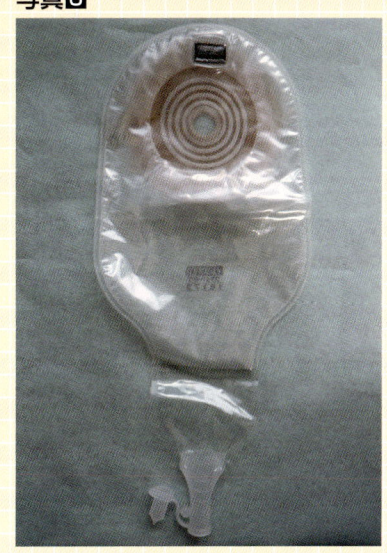

写真❻

5．装具の選択

　アセスメント結果から，単品系イレオストミー用ストーマ袋で，面板が柔らかいタイプであることをもっとも重視して装具を選択した。ベルトの使用は，平型の単品系イレオストミー用ストーマ袋にベルトタブがついたものがなかったため，ベルト固定用プレートの使用を考えたが，患児が使用感を好まなかった。そこで，面積の大きい自由開孔の面板を使用し，固定に問題がなければベルトの着用は行わないこととした。ストーマ袋の色に関しては，単品系のイレオストミー用ストーマ装具では透明でないものがなかったため，透明のストーマ袋に布製のバックカバーを覆うこととした。

　面板の柔らかい単品系のイレオストミー装具では，
　（1）「イレファイン D キャップフラット 60®」（アルケア）（**写真❺**）
　（2）「モデルマフレックス FT　イレオストミー用パウチお好みカット®」（ホリスター）（**写真❻**）
が考えられた。

　しかし（2）は，周囲に粘着テープが付着しており，かつ皮膚保護剤の粘着力が強いと判断し，「イレファイン D キャップフラット 60®」（アルケア）を選択した。

　面板ストーマ孔は，最大径であった前屈位のストーマサイズを基準とした。

　アクセサリーは板状皮膚保護剤「フレックステンド皮膚保護シート®」（ホリスター）を選択し，用手形成皮膚保護剤として「アダプト皮膚保護シール®」（ホリスター）を選択した。

　陥凹部は板状皮膚保護剤の切片で補正し，その上から板状皮膚保護剤をリング状にしたものを置き，さらにストーマ近接部は用手形成皮膚保護剤をリング状にして使用した。

6．装具選択後の経過

　装具変更後，中 2 日の定期交換が可能となった。装具交換時の剥離刺激もなかった。今までの装具と異なって，ベルトタブがなくベルトの使用ができなくなったが，固定は問題なかった。今まではベルトと皮膚の摩擦によって，瘙痒感を生じることがあったため，変更後の装具のほうが快適感

を得られた。

考 察

1．腹壁の硬度の変化

　便の性状が水様であり，かつ瘢痕部に陥凹があったため，従来使用していたのはイレオストミー用凸型内蔵型ストーマ装具であった。しかし，今回，便の漏れによって装具交換が頻回となったため，ストーマ・フィジカルアセスメントを行った結果，腹壁の張りは強度で硬くなっていた。患児は残存小腸の蠕動運動も体調や時間帯によって変化することが多く，そのことに伴ってガスや便が停滞して腹壁が張りやすい。さらに，兄弟の影響でスポーツに興味をもち始め，活動性も増して，面板の密着が悪くなったと考える。そこで，できるだけ腹壁に追従するように単品系装具の柔らかい面板を選択した。そのことによって面板が腹壁の変化に追従するようになり，便の漏れが減少したと考える。

2．体位・ストーマ脱出によるストーマサイズの変化

　今回，ストーマ・フィジカルアセスメントに際し，仰臥位・坐位・前屈位をとった。仰臥位から坐位をとる際に腹圧がかかると，容易にストーマ粘膜脱出が発生し，ストーマサイズの変化をきたし，ストーマサイズは横径で最大3mmの増大がみられた。イレオストミーであるため，従来の面板ストーマ孔はストーマサイズより1mm程度大きく開孔していた。このことから，患児の姿勢の変化やストーマ粘膜脱出発生時には，サイズの合っていない面板によってストーマ粘膜が損傷したり，面板の密着を悪くさせ便漏れの原因にも影響を与えていたと考える。

3．体位の変化による瘢痕部の陥凹の発生

　ストーマ12時〜6時方向から3時方向に延びる瘢痕は，以前は坐位でも陥凹していた。今回のストーマ・フィジカルアセスメントでは，仰臥位・坐位では表面に細かな凹凸はあるが，明らかな陥凹はなく，前屈位では浅く陥凹し外周に向かって4cm延びていた。大村らの論文[3]では，ストーマ4cm以内の瘢痕にはアクセサリーを推奨している。また，ベルト使用に関しては，基準とならないともある。今回は，アクセサリーを使用し，ベルトは使用しない方法としたが，固定には問題なかった。患児は固定が不安な際には面板の辺縁に補強した粘着テープを使用することがあったが，大きめの全面皮膚保護剤の面板を選択した結果，テープで補強することはなくなり，面板装着面全体での汗の吸収も図ることができた。ただし，面板が大きくなったことによってストーマ周囲皮膚の閉鎖環境面積は大きくなるため，定期的な皮膚状態の観察と愛護的ケアの遂行が必須である。

4．発達レベルに合わせた装具の選択

　小児では成長発達段階に伴って，活動量も大きく変化する。また手先の運動能力や理解力・判断力の発達に伴い，セルフケア能力も変化していく。

　運動面では，大人が普段は行わないような激しい動きをすることが多く，かつて試した二品系の装具では，嵌合部が外れそうになったり，フランジ部分が破損したエピソードがあった。そのような激しい動きの際には，ベルトを使用して固定力を強化する他に，予測できない動きによる嵌合部のトラブルが起きにくい単品系装具を選択するのも一案であると考える。また，閉鎖具の形状は，患児の発達の程度に合わせて適正なものを検討する。しかし，キャップを嵌め込む操作ができても，

遊びに夢中になってキャップの嵌め込みが中途半端だったりすると，キャップが外れる原因にもなってしまう。この患児の場合，かつてキャップが外れたアクシデントの後は，しばらくキャップ式排泄口の装具は中止し，輪ゴムを用いて排泄口を閉鎖していた。

今回，患児が理解力・判断力の面でも発達したと判断できたため，再指導のもと，キャップ式排出口付きタイプを選択した。患児はそのつど確実にキャップができるようになり，その後もトラブルはみられていない。また閉鎖具を変更したことで，患児からは排泄物を処理する時間が短縮できたという評価を得た。このように，小児では手先の運動能力のみならず，理解力・判断力の発達も加味しながら，その発達段階の個々のセルフケアレベルに適した装具の選択が必要であると考える。

まとめ

今回，イレオストミーを保有する学童のストーマケアにおいて，ストーマ・フィジカルアセスメントツールを用いてアセスメントを行い，粘着性ストーマ装具の分類を用いて装具選択を行った。腹壁の硬さ・体位によるストーマサイズの変化などのアセスメントをもとにした根拠のある装具選択を行う重要性を改めて感じた。成長発達していく小児では，アセスメントを定期的に実施し，患児の現状に合った装具選択ができているか査定する必要がある。

文　献

1) 山田陽子, 松浦信子, 末永きよみ, 他：適正なストーマ装具選択のためのストーマ・フィジカルアセスメントツール作成の試み．日本ストーマ・排泄会誌, 25（3）：113－123, 2009.
2) 熊谷英子, 大村裕子, 山本由利子, 他：ストーマ装具選択に必要な装具分類．日本ストーマ・排泄会誌, 25（3）：103－112, 2009.
3) 大村裕子, 秋山結美子, 石澤美保子, 他：社会復帰ケアにおけるストーマ装具選択基準の一提案．日本ストーマ・排泄会誌, 25（3）：133－145, 2009.

【山崎　紀江】

| JCOPY | 〈(社)出版者著作権管理機構 委託出版物〉|

本書の無断複写は著作権法上での例外を除き禁じられています。
複写される場合は，そのつど事前に，下記の許諾を得てください。
(社)出版者著作権管理機構
TEL. 03-3513-6969　FAX. 03-3513-6979　e-mail：info@jcopy.or.jp

「ストーマ装具選択基準」で導く
ストーマ装具選択の実際

定価（本体価格 3,400 円＋税）

2011 年 4 月 1 日　　　第 1 版第 1 刷発行

編　著　　大村　裕子
発行者　　岩井　壽夫
発行所　　株式会社　へるす出版
　　　　　〒164-0001　東京都中野区中野 2-2-3
　　　　　☎（03）3384-8035〈販売〉
　　　　　　（03）3384-8155〈編集〉
　　　　　振替 00180-7-175971
印刷所　　三報社印刷株式会社

〈検印省略〉

ⓒ Yuko OMURA, 2011 Printed in Japan
落丁本，乱丁本はお取り替えいたします。
ISBN 978-4-89269-720-3

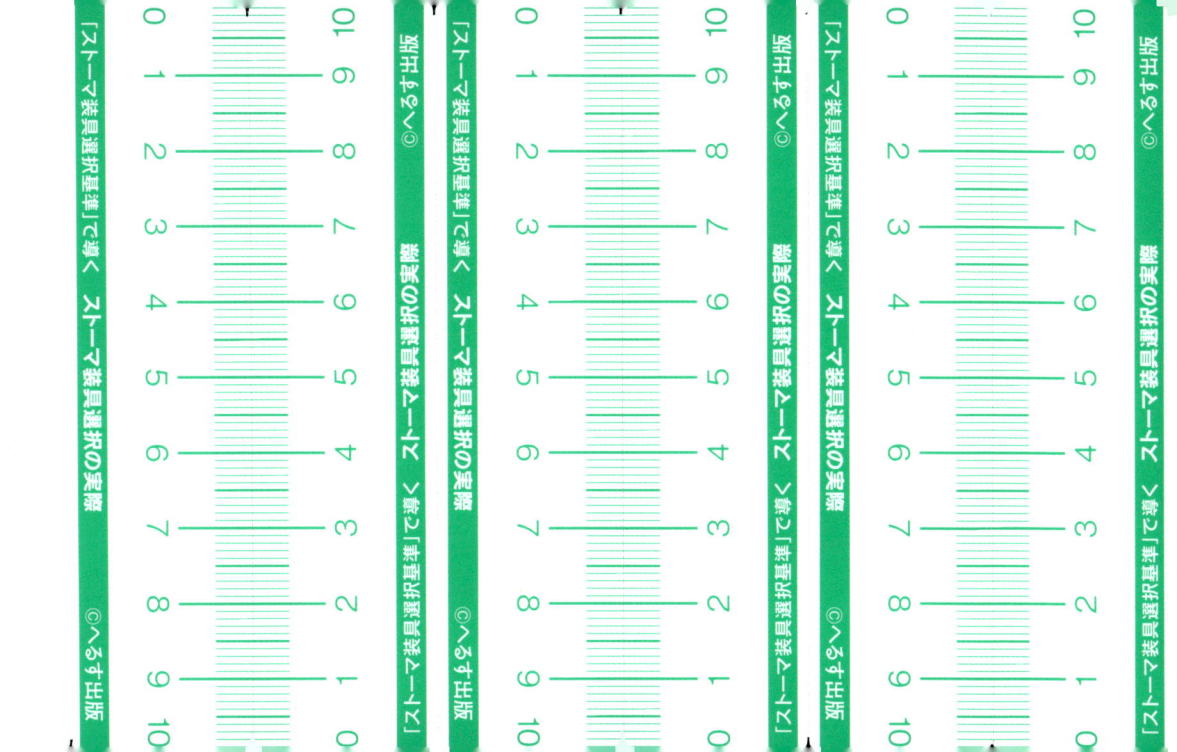

[ストーマ装具選択基準]に導く ストーマ装具選択の実際 ©へるす出版